王海龙 / 著

悟医摩
心中按

一位盲人医师的临床笔记

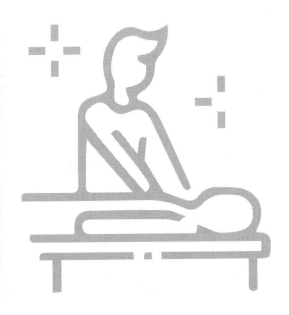

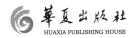
华夏出版社
HUAXIA PUBLISHING HOUSE

自序　生命因充实而宁静

若干年前，在瞬间滑入灰暗的无边彷徨与恐惧中，我曾问道于神圣的现代哲学，生命的意义是什么？它回答我说："人类最高的智慧是可以在实践的同时，还会思考实践的意义，在有限的世界中充分利用自身的能力延续生命，并进行更高层次的实践活动，改造世界并作出评价。"太艰涩了，除了更多的迷惘，那时的我无法从中得到指导与慰藉。现在想来，中西方文化的表述的确是有着太大的差异。感谢上苍，让我的生命有幸打上了中华的烙印，五千年从未间断的文明，践行当代的和谐文化，让我这个感官上有缺陷的人走出了那段人生的阴暗，初窥"澄心定志……不皎不昧"的大境界，让我日渐平和宁静。修身，助人，和天下，用一颗中医的心融入和谐的主流，盲人的世界同样是光明的。

或许，所有后天失明的盲人都会经历那个阶段。人生无望，心情浮躁。当我无法再用我的视觉去阅读，去行走，去观察的时候，我的心就被无边的自卑、狂躁、无望、恐惧、慌乱包围了。身边的世界再不是那个我所熟悉的世界了。一切都变得不可预知，危机四伏。那是怎样的一番情景啊。常常郁郁不乐，无端发怒，却又胆小如鼠，甚至没有勇气走出家门。惶惶惕惕，不可终日。

直到现在，也常有善良的朋友问我，突然什么也看不清了，是不是特憋屈，特痛苦？每次，我都用笑容告诉他们，那炼狱般的煎熬已是恍如隔世了。尽管没了视觉，世界仍如斯美好。因为，我有了一颗安宁而恬静的心。这是慈爱的祖国和伟大的文明赐予她的儿女最为珍贵的礼物。那原本天崩地裂般的残疾，在"当自强不息"的古训下，在如水般融融洽洽的氛围里，已变得微不足道了。现在的我是北京按摩医院的按摩医生，每天都在充实地工作，快乐地生活。我用我的心和双手帮助那些需要我的病人，同时，我也无时无刻不接受着他人的帮助。我不再孤独，我有了自己的事业，自己的朋友，也得到了应有的尊重。

工作之余，我会去登山、游泳、滑冰，甚至还曾和一帮朋友去了靶场，用直觉和听力去挑战我的不足。

我与身边的一切相依为命了，我是和谐乐章中的一个小小的音符了。

再版序　悟医道之美而愉悦

　　《心悟中医按摩》于 2011 年出版，这本书是我自 1996 年开始学习并从事医疗按摩工作后的一份报告，正如书名，是一份感悟与思考。这是我的第一本专著，也是当时，乃至现今少有的，以随笔或散文的形式表达对中医按摩理论与实践的理解的书。此后我又相继出版了诸如《按动疗法精义与医案》《脏腑按摩基础手法图解》等几本著作，但《心悟中医按摩》仍是我最看重、最喜爱的一本书，因为倘若没有这本书，就不会有之后的几本书，我所有的观点、思维模式和临床方法都与它有着千丝万缕的联系。而更重要的是，这本书因其行文的灵活，更能表达出我对于中医按摩的情感，或说情怀，这是在以后重于科研与教学的书籍所无法比拟的。或许正因如此，很荣幸，《心悟中医按摩》得到了业内前辈、专家和同事，以及广大读者的认可，常有师友索书，但前版早已售罄，而我手中也仅余一本样书，甚是为难。

　　感谢华夏出版社有限公司，将这本书再版发行，愿以此书与广大同行师友交流。其实，我也会常常重读我的这本书，偶尔也会憾上一憾，现在，怕也很难再写出这样的文章了！写那一组数十篇文章时，我有一股难以名状的激情，那是从医十余载后豁然有所悟的喜悦，进而激发起了将其表达出来的热情与冲动。就是那种走出迷雾，眼前豁然见到远处的高峰，尽管仍是那么遥不可及，却已清晰，找到了方向，看到了壮美，振奋而又心向往之的感觉。我想，有那么多朋友喜爱这本书，定然是与我"共情"了。

因为工作需要偶尔会接触到一些有关按摩的科研，我常常会想，中医按摩要发展，要进步，必然离不开科学的研究。但中医的科研应该是什么样的？动物实验、临床对照、药理研究、力学分析、解剖化验……似乎都十分重要，也在实践中为我们的临床带来了不少指导。但总觉得缺了点儿什么。缺了什么呢？中医的味道。其实，那都是现代医学的科研模式，我们用以对中医说明与验证，未免羊头狗肉。

反者道之动，中医的研究方法，不是一往无前的奋进，而是不断回思与挖掘中的螺旋上升。为医者，古人说："散之在理，则有万殊；统之在道，则无二致。"而这医道，早已在《内经》《伤寒》那个时代确立了下来。这些经典是中华民族大智慧的结晶，是医道的巅峰。它向我们展示了一个宏大的生命之美，勾画出了真正健康的生命蓝图，也创造了一个文化奇迹。其实，这样的奇迹在文化领域并不罕见，古希腊的雕塑、文艺复兴的绘画、唐宋的诗词，无一不达于所属文化领域的巅峰，令人仰视，无法逾越。这就是文化的魅力和神秘。用化学成分和力学测量来分析中医，就像用显微镜和量角器来欣赏蒙娜丽莎，用逻辑和语法翻译李白的诗词一样，严谨可嘉，韵味却难明了。

所以，执古之道以喻今之有，能知古始是谓道济！在中医学领域，回过头来，读经典、做临床才是传承的大道。前行中，时时的回顾、时时的反思、时时的求证才会让我们行走在正确的路上，也行走在快乐中。我们中医学的指南针就在经典里，先贤早已交在我们手中。看看浩如烟海的中医典籍，真正的中医"科研"应该就是这些个案和医籍，是医家的心悟与总结。如何把思想落地为临床？如何将理论落实在疗法技术之中？如何用中医学的方式挖掘经典、启发后人？这才是中医科研的方式、方法。这也是为什么中医数千年中有那么多的医案、那么多的心法。我也曾参与过一些现代科研，用解剖学、力学和现代检验对按摩手法效应进行研究，很有意义、很有临床价值。但总觉得，那还是西医，那还是在指导现代的手法医学，与中医按摩，总有些距离。中医按摩，或许应该有更多的属于中医方式的研究。

《心悟中医按摩》就是我"读经典，做临床"的随笔与感悟，我的治疗思路与手法也多源于其中。这本书出版后，我依然沿着这一方法继续我的临床与学习。由于繁重的临床，没有太多时间写文章，我就利用"喜玛拉雅"APP平台将自己的读书感悟与临床病例讲述出来，一则自我总结，二则与广大师友交流，颇受好评，点击已逾百万。感谢华夏出版社有限公司的编辑老师，将其中部分内容编辑成文字增加于再版的《心悟中医按摩》之中，内容大大充实，也能将我近年的思考和些许进步传达新老读者。

在中医学的那座巅峰面前，我只是一个小学生，初窥门径已是眼花缭乱，有幸，我感受到了文化的美与小有所悟的愉悦，我自信，我找准了方向；我自信，沿着这条古人先贤指明的路，我会更充实、更快乐。也愿经以此书的再版与广大同行、读者共同进步，共享进步中的感悟。

目　录

临床·感悟

医头，脚痛医脚。

医理·杂谈

医道·心得

意识和思考过程的转变。

中医推拿按摩学科发展，首先要确定按摩在中医八法中的主要属性、地位。不论何种疗法，都有八法侧重的不同。

在医患配合、动静结合的治疗中，我们才能实现两个"和谐"的统一，一是患者机体内部的和谐，"自和"能力的和谐，二是医患之间的和谐。

以前读书时，我常有这样的怀疑，认为古人有些夸大，但这次的经验让我发现古人非常严谨，尤其在《内经》那个年代。

调整枢机是中医按摩以和解为主、重视和法、重视脉气衔接运转而不专重补虚泻实的体现。

在肝失疏泄的情况下，痰湿可能流注于肝体，形成脂肪肝。因此，见到肝病，一定要健运脾胃。

振腹主要用于里寒证的治疗，起温中理气、调理脏腑的作用，疗效显著。

大椎穴在中医按摩中运用很广，除了是颈椎、胸椎、脊柱疾病的重要机转点外，在内科疾病上的运用也很多。

按摩减肥，以形体为主要入手点，外在可触及的人体结构是治疗疾病的抓手、路径，治则是通利三焦。

老先生们常提醒我们，"用穴如用兵""不知经脉经络，动手张口就错"，的确应该重视起经络腧穴的作用。

我始终认为脏腑按摩才是最原生态、最传统、最古老的中医按摩，我们应该好好地继承和发扬，这是我们义不容辞的责任。

青少年尚处于生长发育之中，一定不能损伤脊柱，否则会出现某一阶段关节发育异常，治疗过程中需谨遵因势利导、顺势而为的原则。

《内经》中说："诸风掉眩，皆属于肝。"风邪的表现有很多种，风阳易走少阳，引起恶心、呕吐、心烦、头晕。

我们医生看病，要把一个简单的症状尽可能想得深远、复杂，即使症状轻微也要慎重对待。

我们中医应该自强，应该强化自己的文化意识、文化自信的动力，而不应该自暴自弃。

原载于《北京文学》2010年第3期，获第五届北京文学奖"新人奖"。这里记录的是笔者的真实生活。

临床·感悟

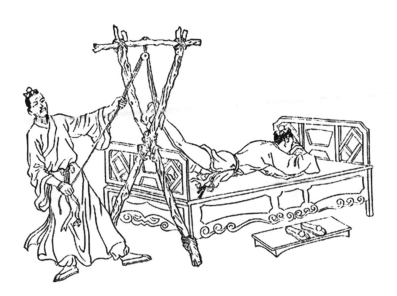

手随心转，法从手出

"心"与"手"是按摩的双轮，而智慧之光划亮了它前进的旷野。

记得还是在我见习时，跟着王友仁老师学习。那天，住院部的大夫突然着急跑来，说："王院长，我们那里一个病人痛得不行了，全身痉挛，我们处理不了，您去看看吧！"

一进病房，我们几个小大夫就被吓到了。一个五十岁左右的女性仰面躺在病床上，口中"哎啊，哎啊"地叫个不停。四肢抽动，似乎处于半昏迷状态。床边站着几个束手无策的护士和医生。"她患的是腰椎间盘突出症急性发作。刚才起身时突然触动腰部，痛得一点儿也不能动。五分钟前开始出现抽动，除了叫痛，什么也不说。"她的主治医生上来说。王老师一边听着，一边伸手把住了她的脉。还没等我回过神儿来，王老师就命令我说："海龙，把她的腿屈过来，扶稳。"我如梦初醒，机械地托起了病人的腿。

没有点穴，没有揉按，更没有大开大合地正骨。出乎我们所有人的意料，王老师坐在床边竟信手提拿起了病人的腹部。"拿腹"就是用手将腹部中线两侧的肌肉捏拿在掌中并轻轻上提的一种很基础的手法。我很是疑惑，这可是按摩中常用来治疗消化系统疾病的呀，王老师怎么在这着急的时候拿起腹肌了？可奇迹出现了，在老师有节奏地提拿下，有点儿歇斯底里的病人竟慢慢地安静了下来。不过三五分钟，她停止了抽动，口中的叫嚷声也逐渐停止了。最后，王老师给她点了太冲、阳陵泉、太溪，不到十分钟，病人的神志恢复了正常。

在回门诊部的路上，一向持重温和的王老师显出了难得的兴奋。他连声说："这是个好病例，要记下来，回去赶紧记下来。我要记，你们更要记。"回去后，他在本子上奋笔疾书了好一阵子。我是很了解我的老师的，他谦虚好学、温雅平和。能让他如此得意，如此喜形于色，绝不仅仅是因为一次成功的治疗，定是他又有所悟了。

这是我记在笔记上的话，提拿腹肌治疗疼痛痉挛机理：

1. 将腹肌提起可下降膈膜，扩大胸廓，辅助呼吸。

2. 降低腹腔内压，减轻后壁压力，缓解对神经根的刺激。

3. 心下区有节奏地提拿有很好的摄神宁心作用。

4. 调适中焦，肝主筋，中枢和则痉挛止。

5. 胃阳明经，体阳而用阴，主血病、神志病。

这是我们学生总结的。或许，当时总结的还不止这些。学生们总是擅长推理，也喜欢在结果上反推出理论依据。可就是缺少这两者间那关键的过程。"您是怎么想到这个方法的呢？"
我们大惑不解，由衷钦佩。

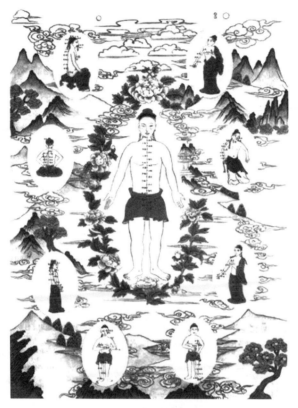

十二经络图谱

"嗨，我哪能有时间像你们这样分析来分析去的呀，"王老
师那天兴致很高，笑着说，"你们说的这些我好像想到了，又
好像什么也没来得及想。我见她脉象不乱，没有危象，就先放
了一半的心。然后就是一闪念，这么多症状，解决的中心应该
就在腹部。而且，病人一动也不能动，除了腹部，我好像也没

有下手的地方。"我们被逗笑了，但这个回答自然也无法让我们这些学生满意。记得那天，我们一再追问，最后问得王老师都词穷了。最终的结果大概就是上面那几条吧。

其实不写笔记，我也不会忘记这个精彩的病例。而除了治疗本身，我更倾倒于王老师那信手拈来的潇洒和偶有所悟后的怡然自得。几年后，当我用捏脊治疗失眠，用拍击治疗便秘，用按动治疗扭伤时，我也享受到了这份愉悦。"文章本天成，妙手偶得之"的快意真是太美了！可这不是天上掉馅饼的偶然，而是扎实的理论知识、纯熟的手法操作、机敏的辨证思维下的必然。只是那灵光一现常令我们晕眩罢了。

我们这行，古称"按摩"，明代后随着小儿推拿的发展改称为"推拿"，实际上是一个意思。只是，我是不太喜欢这两个词的。按与摩，推与拿，的确是两种具有代表性的操作方法，用它们来命名，直观、形象，却未免失于简单，好像少了点什么内在的东西。相比之下，我更喜欢现代人常用的词：手法治疗。手法一词我相信一定出自那本已佚而仅存书名的《黄帝岐伯按摩十卷》。那千古的遗憾，不提也罢。手者，按摩之工具也，法者，按摩之理法也。与所有的科学一样，理论与操作，方法和手段是相辅相成，缺一不可的"左膀右臂"。二者之间，就是那开放的、富于想象与创造的思维。《医宗金鉴》曰："法之所施，机触于内，巧生于外，手随心转，法从手出……"是之也。

看看我们中医最基本的特色——辨证论治，就知道中医是最讲辩证法的。"实践—理论—再实践"的认识论方法自觉地贯穿于中医发展的始终。而这中间是那开阔的想象与卓绝的创造力。庄子说："万物皆出于机，皆入于机。"《说文》曰："主发谓之机……巧者，技也。"古人将心中代表着事物运动变化的机巧赋予我们按摩。而《墨子》的"利于人，谓之巧"，更是给手法增添了人文的色彩。

让我们记住这精妙的文字吧，机触于内，巧生于外，手随心转，法从手出！

道可道，非常道

"知、情、意"，简约而带着些许神秘，把我们引领到了意会的入山口。

那天，病人老韩又来了，说这几天失眠了，想调理一下。治疗中，我摸到了她的头皮，松软疲痿，皮、肉、骨之间的间隙似乎很大。联想起她精神不振，语音低微。就问她："你是不是这两天有呕吐腹泻的情况？"老韩一怔，说："对呀，我前天拉肚子拉了一天，昨天才好些，你怎么知道的？"我笑了，说："感觉到的，你可要注意，年纪大了容易脱水哟。"

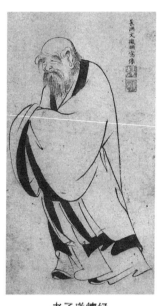

老子道德经

一旁的学生小洪很是诧异，赶紧伸手过来试着摸了摸老韩的头皮，问："老师，你怎么发现的？"

我把我刚才的感觉告诉了他，然后说："吐泻最易伤阴，阴液失则肉痿脉虚。通过老韩头皮的变化，我们应该向这方面去考虑。"小洪诺诺连声，但我听得出，他并没有完全弄明白。我想再向他解释一下，可又不知从何说起。这是一种直觉，基于经验和我自身的手法特点，还有我对这个老病号的了解。这里面缺乏理论与实践间一一对应的由此及彼的逻辑关联。我无法说得太明白，就像我的老师在教我时也无法完全让我明白一样。硬要说得太多，反而会局限住他的思维。只能靠他自己去悟了，我想，这就是中医，这才是按摩吧。

　　二十世纪中期，伴随着新中国的成立，我们的中医按摩事业迎来了春天。一大批盲人按摩诊所，盲人按摩培训班、研修班相继开办。被压抑已久的中医，包括让人瞧不起的按摩走进了崭新的时代。与此同时，在遥远的西方，一个伟大的科学家、哲学家波兰尼提出了意会知识的概念。这一极具冲击力的认识论思想几乎颠覆了以实证为基础的现代科学主义，被称为"哥白尼式的思想革命"。我一直认为，中西方文化虽然迥异，却存在着某种必然且神秘的联系。波兰尼在提出他伟大思想的同时也"不小心"为中国正重新崛起的中医做了一个小小的注释。

　　波兰尼的理论简而言之，就是把知识体系分为言传知识和意会知识两个部分。那些可以用语言文字和数据图表表示的知识被称为言传知识。而那些无法用语言表达的，存在于人脑深处属于体悟、直觉、洞察力方面的知识被他称为意会知识。无论哪个科学体系，那些可以用概念、数字表达的言传知识只是冰山一角，而具有科学直觉性和内在创造力的意会知识才是整个知识的背景和基础。任何科学都离不开人，人的个性、价值观、直觉、悟性和洞察力同样也是科学的本质。他捕捉到了长期以来被人忽视的人类认知理性中的一个重要层面，即缄默的理性。波兰尼认为，相对于传统认识论所依托的可明确表述的逻辑理性，人的认知运转中还活跃着另一种与认知个体活动无法分离、不可言传只能意会的隐性认知功能，而这种意会认知正是一切知识的基础和内在本质。对此，西方哲学界这样评价波兰尼，说他是认识论中的弗洛伊德。如果说弗洛伊德发现了心理意识现象背后无意识活动的地下火山，那么波兰尼则是透视了人类认知表层逻辑运转内部的隐性意会整合之水下冰川。他的名言是："我们知道的远比我们能说出来的要多。"

我曾经为波兰尼的理论所吸引。仔细研读之后，我叹服，波兰尼简直就是给正处于"缺乏科学体系和科学论证"困境中的中医以认识论上的支持。不过，我还想自豪地笑一笑，西方哲学总是把一些本来简单的事搞得艰深复杂。洋洋百万字，在我看来，不就是给三千年前的老子那开篇明义的六个字作注脚吗？"道可道，非常道"也。可不论是巧合还是轮回，或是螺旋上升，我们按摩工作者都应借此走出"客观主义"下的自卑和无所适从。

"如果能说出来，那就不是真正的大道（理）了。"难怪老子被西方评选为最具影响力的哲学家。随着对中医按摩认知的深入，我发现，意会与体悟几乎就是这一行的核心。触诊时敏锐的洞察、面对疾病时精准的直觉、治疗中手法的深透与刚柔转换、医患之间的心心相通，这些切

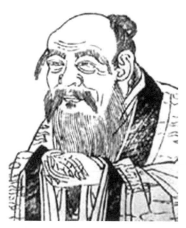

老子画像

实存在，天天体会着的灵魂性的东西，哪一个是可以用语言表述清楚的？用波兰尼的说法，这些只存在于非语言行为和个体化活动中。只能意会，不能言传，言传了，也就变性了、局限了、失真了。

但，正如老子还要写下那五千字的《道德经》一样，不可道，却不得不道。那就用最简约、最精炼、最贴切的文字来引领吧，《黄帝内经》说的"按之则热气至，热气至则痛止"，《医宗金鉴》里的"法之所施，病人不知其苦"，引发了后人多少阐发与创造。我们学按摩、做按摩、教按摩、传承按摩，就得记住老子那句话："多言术穷，不如守中。"

可是，我们必须承认，西方客观主义仍占据着科学研究的主导。看看我们把精力都放在什么地方了吧！经络的实体寻找，手法力的精确测量，穴位刺激的生物学反应，等等。我们

的手似乎就要变成现代化机械的一个零件了。我们的学生和学者也被罩在了实验室里失去了自由驰骋的天地。我们不否认现代科技的巨大作用，但，面对中医这个认知体系、方法体系完全不同的领域，我们是不是应该有更多元化的研究方式呢？令人尴尬的是，很多堪称前沿的研究却得出相反的结论："伪科学！"有些人一边享受着按摩带来的健康，一边质疑它的科学性。我们很伤心，很无奈。

当然，科学哲学的争论是无休止的。我们并非无可奈何。三千年前的老子和五十年前的波兰尼都在呼吁，承认知识的意会性、个体性、不可言说性。大道真传在于心。前行中，我们须时时提醒一下自己：根本不可丢，方向不能乱，特色要坚持。千万不要让相悖的理论和不适当的认知方法抽去了我们的灵性。

古人说，知、情、意三者相合方是按摩的最高境界。是啊，共性的认知，人文的情怀，个性化的意会，构筑了中医的魂。

师之道，学之道

手传心授，共性的知识只是按摩的形，师承和实践才能磨砺出它的魂。

记得跟随王友仁老师时，见他治疗腰肌劳损，左揉几下，右点几下，似乎毫无章法。书上可是要求我们操作时要规范和程序化的呀。听到我的疑问，老师笑着说："你不是在工

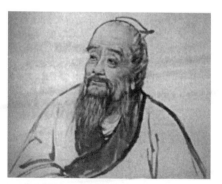

扁鹊画像

厂工作过吗？你给轮胎紧螺丝时会紧死一个再紧下一个吗？"我想了想，恍然大悟。是啊，给轮胎上螺丝，一定要上紧几扣，下紧几扣，左紧几扣，右紧几扣，一圈一圈地来才能严丝合缝。没人会想着一次把一个螺丝紧到底再紧下一个，那样非"滑丝"了不可。这个比喻让我对手法操作的整体观和轻重层次节奏有了进一步的认识。正如波兰尼所说，意会知识最佳的

外显方式就是比喻。老师在传授时，常会以比喻和类比的方式来表达他的感觉。也许不甚贴切，但内涵是极丰富的，我们要体悟的是思路、技巧和内在感觉。所谓"逻辑""严谨"有时反而会禁锢我们的思想。中医是最最纯粹的中华文化。没有整体性的辨析和意会式的体悟是永远学不好的。

临床是最佳的讲堂，这里，老师举手投足间传道授业。读万卷书，更要行万里路，大道也。

当最初抱起那艰涩难懂的医书，强着舌头背诵着经络、药味时，我们常会听到盲人学子们这样的抱怨："这太难了，可是我别无选择。"但不出一年，那抱怨声就会消失，我们被带进了一个奥妙的人体世界，乐在其中，无法自拔了。科学的认识论告诉我们，这里，是一个意会的海洋，美妙却时而空空玄玄，广阔无垠，时而又精精密密，纤毫不失。我们应如何在这神秘的天地中前行呢？或者说，我们中医按摩的传承模式应该是什么样的呢？

《史记·扁鹊仓公列传》："扁鹊者，勃海郡郑人也，姓秦氏，名越人。少时为人舍长。舍客长桑君过，扁鹊独奇之，常谨遇之。长桑君亦知扁鹊非常人也。出入十余年，乃呼扁鹊私坐，间与语曰：'我有禁方，年老，欲传与公，公毋泄。'扁鹊曰：'敬诺。'乃出其怀中药予扁鹊：'饮是以上池之水，三十日当知物矣。'乃悉取其禁方书尽与扁鹊。忽然不见，殆非人也。扁鹊以其言饮药三十日，视见垣一方人。以此视病，尽见五藏症结，特以诊脉为名耳……"

这个故事记载了最早的中医师徒传承。扁鹊开旅店，十年里细致观察，才等来一个怀揣禁方书的师父；长桑君十年寻找，才找到一个衣钵传人。他们拜师的仪式是神秘的，学术传授也是神圣的。而正是这艰难地找寻和辛苦地求学造就了能"生死人"的一代名医。几千年来，正是这种师带徒的培养模式在我国中医教育史上占据主导地位。师传徒、父传子，老师通过口传心授，将自己的临床经验与医疗技能传授给学生。学生则通过背诵医学古籍、临床实践继承老师的医术，将之发扬光大。师承教育为中医的人才培养、学科的存留与发展做出了巨大贡献，功不可没。

新中国成立以后，效仿西医院校的教育模式，一大批中医院校成立。我们在统一的教学内容、教学目标的指导下培养出了大量的中医人才。他们在中医理论的发掘与整理、中西医结合、中医药现代研究上取得了巨大的成就。但，我们也清醒地看到，院校里集约化、标准化、数据化的教育偏离了中医的内在属性，很多中医的精华和灵魂性的东西被舍弃。在西式的教育观念指导下，中医的"师带徒"受到了排斥和嘲笑。走进现代，我们不必像扁鹊那样苦等十余年以求学了。却发现，拥挤的教室和规范的课本里我们找寻不到亲切的"师父"，也失去了那活生生，灵动的知识。有个老中医说，学校里几乎没有培养出真正的中医名家。话虽有失偏颇，却是令人唏嘘之言。看看我们按摩，中医院校都有这个专业，可那里毕业的学生擅长解剖、神经定位、实验室研究，甚至擅长外语，唯独不会运用自己的手去诊病、治病。"学院派"一度成了"纸上谈兵"的代名词。

我是幸运的，在系统学习中医理论前，我就跟着家乡的李建平老师当学徒，一边实践一边自学。两年后，我考上了大学，学了四年的中医理论。然后毕业实习和临床见习我又跟随王友仁老师学习。经历了"师带徒"和院校教育的我对中医的传承模式也有了一些认识。

中医的理论体系涵盖了自然科学、哲学、人文科学等多学科内容，强调天人相应和人与人之间和谐的人文主义。同时，中医又是一门实践性极强的学科。"心悟"与"动手"的能力是一个医生最关键的素质。如何把老师的经验、感知、领悟、体会，等等，那些只能意会难以言传的知识传授给学生，学生如何去体悟老师内隐于心的时刻表达于活动中的知识体系，成为师徒间的共同目标。几千年的成功告诉我们，严肃而亲密的师徒传承，工作乃至生活上的合作和形影不离是最适合中医的。

当然，要培养更多的中医工作者，要让中医理论升华并赶上现代的脚步，科研院校是必不可少的。从我个人经验来说，一个中医按摩师的培养，如以五年为限，应该是两年基础理论，三年临床实践。其实，所谓"师带徒"并不与院校教育相抵触，用现代的词来说，就是临床带教嘛。老师的思维、直觉、洞察力和技巧常常只能在面对病人时才会显现和闪光。尤其按摩，手法千变万化，病人各有不同，只有真正接触到才会领悟。那就多给学生们一些临床的时间吧，也多给师徒更多的情感交流的机会吧。

说得时尚些，中医教育是真正意义上的素质教育，把培养学生的思维和动手能力放在了首位。那我们这些习惯于应试教育的学生该怎样去学习呢？对于那些只能意会难于言传的知识，我们必须放弃固有的思维，用"模糊"的逻辑观去领悟老师的传授，然后广泛联系，举一反三。

颈是颈，项是项

人之为体，不外乎形与气。其中纵横交通者，经脉也，不可不察。

陈××，女性，五十六岁。自诉颈项、肩背及左臂痛三日，尤以左肩至肘内侧酸胀疼痛为甚。高举略缓，下垂后即加重。夜间痛甚不能静卧。常有心中烦躁，胸闷气窒之感。察其语音低微，项背肩臂皮下郁热，肌筋僵硬，头不敢左右摇。伸颈及压顶左臂之胀痛遂加重。脉象沉涩。问其病，常年低头伏案，坐姿不良。数日前夜卧感寒，项背不适，未予治疗。三日前，夜间突发疼痛，虽休息其势不减，苦不堪言。有CT示，颈椎5、6、7椎间盘突出。

此系项痹之病也。乃太阳受邪，入传手之三阴证候是也。病患久坐，项背肩臂肌肉筋膜皆为静力所伤。复感外邪，乘虚而入，太阳受病，故先有项背不适。三日后，邪势盛，循项入颈，阻遏手之三阴，故肩臂痛而卧不安，并伴心躁、胸闷诸症。伸颈则筋拘急，故痛剧。举臂能缓者，盖分肉得开，经筋暂展也。治当先取足太阳，疏经通络，以祛邪并防复感。二则抻筋正骨，滑利诸节以使气血畅行。三则取手三阴痹阻不通之处，振奋经气，化痹行瘀。故临证选用滚、揉、拿、捏之法于项背肩臂之肌筋。弹拨理顺之法于太阳经第一、二侧线之循行径路。以摇、拨、扳动施于大椎上下之脊骨筋腱。再取极泉、中府、少海等穴徐徐点按之。如是施治，二日痛大减，可以安卧。七日诸症已退，十日复原如常。

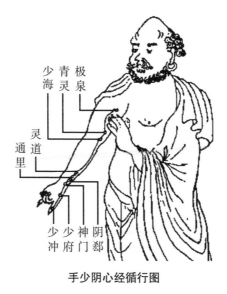

手少阴心经循行图

这是国家中医药管理局颈椎病手法验证组的一个病例。老陈所患的是典型的颈椎椎间盘突出症。经 CT 等现代医学检查明确诊断为混合型颈椎病（神经根型合并交感神经型），已符合手术指征。但经按摩辨证施治，疗效竟如此显著。可见，按摩在治疗这类疾病上是有独到之处的。中医对这类筋伤科疾病基本病机的认识是：形气俱伤。所谓形，就是皮肉筋脉骨这些肉眼可见的有形之体。所谓气，则是经隧脉络中运行的经络之气。肉眼无法看到却是构成人体全部功能的基本单元。二者互根为用，不能独立。在病理上更是如此，筋骨损伤，必然会阻滞经脉运行。而经络气血不畅也必然会导致皮肉筋脉骨失于濡养或枢机不利。在辨证上，按摩临床不同于内治法的脏腑辨证，而是遵循经络辨证。根据病变部位和临床表现，比照《灵枢·经脉》诸篇的论述进行辨经辨位，从而指导实践。老陈这个病，就是久坐形气俱伤，感受外邪不祛，内传手三阴经所致。

这里要特别指出的是，颈项虽为可见之形，却亦有内外表里的区别。《说文解字》曰："项者，颈之后也。"古人虽然用词简约，却从不失于准确。我们读《黄帝内经》就会发现，颈与项的不同表述比比皆是。如《灵枢》中的"足太阳之脉……其直者，从巅入络脑，还出别下项挟脊，抵腰中……""手少阴之筋……其支者，后走腋后廉，上绕肩胛，循颈出走太阳之前，结于耳后完骨；其支者，入耳中；直者，出耳上，下结于颔，上属目外眦……"等等。行于外者，在表者，称为项；循于内者，在里者，称为颈。在项者，以形病为主，多表现为筋肌不展，失于濡养。或是感受六淫，邪正交争，痛者常见。项病不去，传化入里，则表现为颈病。病在颈，则复杂多变，常表现为某经或某几经的经气不畅，脏腑功能亦受到影响。症状也由单纯的疼痛表现为麻、胀、肿、晕、眩、呕、恶、悸、闷、痿等。颈项为"九节"之上节，上通脑神，下接脏腑，为呼吸纳食之要隘，是人体最重要的部位之一。几乎所有的经脉都联系着颈项。细读《内经》，阴经皆行于颈，阳经中也有足太阳，手少阳，督脉，足阳明络脉等行于项部，而又以足太阳为主，这与六经辨证中太阳为表，主卫外，为诸经藩篱，太阳为"关"等理论相契合。

老陈形伤在先，复感外邪，初起为项病，足太阳经气不利。正如《灵枢·经脉》所说："足太阳……是动则病冲头痛，目似脱，项如拔，脊痛……"《灵枢·经筋》所说："足太阳之筋，其病……脊反折，项筋急，肩不举，腋支缺盆中纽痛，不可左右摇……"及其邪气不祛，循颈项部传化入于手三阴经，则症转多变。手少阴经气不利，则有臂内痛，心悸不安。正如《灵枢·经筋》指出："手少阴之筋……其病小指支肘内锐骨后廉痛，循臂阴，入腋下，腋下痛，腋后廉痛，绕肩胛引颈而痛，应耳中鸣痛引颔，目瞑良久乃得视，颈筋急……"其他症状，如胸闷、上气、失眠、语音低微等都是手太阴肺经、手厥阴心包经经气不利的表现，在《内经》中都有相应的表述。当然，颈项之痹远不止老陈所表现出的症候。伤于少阳经，则多表现为头痛、耳鸣。伤于厥阴经，则常有眩晕、视物不清、胸满咽干。伤于阳明者，会有呕吐、呃逆及神志症状。阻遏经气不甚者，病在局部；甚者，可延及脏腑和肢端。这里，还要特别指出的是，阴经中有一例外，足少阴肾经之经筋有支脉表出于项。此乃少阴与太阳相表里之故。也正因为如此，当太阳受病逆传少阴时，就会出现腰膝酸软、脑空目眩，甚至二便失司等现代医学称之为髓型颈椎病的情况。看似复杂的病情，如果我们用经络学说去梳理，就"纲举目张"了。由此可见，中医界的先人们早已把治疗的思路和方向告诉了我们，我们要做的只是仔细研读，认真领会那些经典著作。面对先贤，我们要虔诚地说："古之人不余欺也。"

急不可以使筋纵

急性扭挫伤，首先要尽量保持其现有的力学结构。
因为，人体是一个擅于自调的平衡体。

整体的动态平衡，尽管是高屋建瓴的指导思想和宏观架
构，却同样能指导临床实践。具体到我们按摩，就是把"局
部"作为"整体"来调治。举一个最近的医案为例吧。

李××，女，三十六岁。来诊时左侧腰臀部剧痛，呈弯
腰六十度强迫体位，须家人扶持方能行走，语音痛苦无力，不
能俯卧及仰卧，坐、立均困难。右侧卧位尚可。自诉四小时前
打羽毛球时突然闪挫腰部，疼痛剧烈，卧床休息不见缓解。查
其腰部肌肉僵硬，强直不敢稍动。第3腰椎及腰骶角压痛明
显。腰椎呈被动反弓。脉弦紧。X线片示无骨折及脱位。

这是典型的急性腰扭伤。左侧腰部肌筋韧带因强力拉抻扭
转，出现筋转、筋卷及筋挛，部分肌筋撕裂伤。此种损伤病势
急，痛剧而机关闭锁。治疗须慎之又慎，若手法过重或不当，
徒增患者痛苦，效果不佳甚或加重病情。

首先，嘱其舒适卧位，点按双侧委中穴，同时令其自主活动腰肢，不论屈伸、旋转，尽力活动至可能。数次后病人自觉腰部稍有力。再寻腰部二三最痛点，迎随呼吸，沉沉点按，吸则收劲，吐则发劲，令其呼吸尽量深缓连续。最后，令病人坐于低凳上，此时病人已能自主下床，直腰而坐。行旋转抻筋法及腰椎松动法。如此治疗不到十分钟，病人诸症大为缓解。第二日来诊，已是自主行走，腰略弯曲，自诉仍感疼痛。依上法取委中、环跳、压痛点按压，并行仰卧正骨抻筋法。嘱休息二日后来诊。三诊时，病人已体态正常，诉腰部仍时感疼痛，不敢用力。除行前日点穴抻筋诸法外，于痛点周围及背、臀、下肢施以揉、拨、拿等松筋法。嘱休息二日后再诊。四诊时，病人已行动自如，谈笑风声，行松筋、点穴、抻筋诸法而愈。

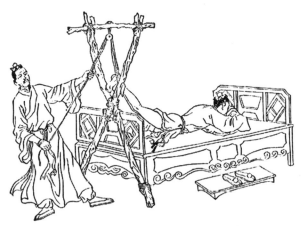

元代危亦林《世医得效方》记载的悬吊牵引复位法

这个病例就是充分利用人体的动态平衡，在整体观念的指导下治愈急性扭伤的典型案例。人体的动态平衡，不仅表现在宏观的人与自然相应或脏腑经络的相互为用。在运动系统中，每一个关节，每一个哪怕是最细小的动作都蕴涵着收与放、开与合、紧与松、进与退的变化与谐调。我们可以看到，每个关节周围都有多组肌肉，它们相互拮抗，又配合协作，共同完成复杂而又灵活的动作。比如腰部，这是由一连串腰椎关节组成的联动体。能够完成屈、伸、旋转、侧弯等复杂动作。为了保证动作到位和有力，腰部周围进化出了多组肌群、韧带和筋膜，如前纵韧带、后纵韧带、棘上韧带、棘间韧带，竖脊肌、髂腰肌、腰方肌、闭孔肌、梨状肌，腰背深、浅筋膜等。还有椎间盘、关节囊以及附于椎体间的许许多多的小肌肉、小韧带。它们各司其职，相互拮抗，也相互辅助。使得我们的腰部既能负重百斤又能灵动圆活。对于整个人体来说，腰部是个小局部，但对于腰这个联动体自身来说，这些配合自如的筋、骨、肌肉共同构成了一个动态的整体。伸一个懒腰，不经意地，却调动了几乎腰部全部的关节软组织以及整个脊柱和四肢。人体的整体性与动态平衡就是这样在举手投足、一呼一吸中显现。

而当遭受外力或跌仆闪挫时，伤害超出了平衡力所能承受和吸收的范围，就会出现损伤。轻则筋肉扭挫转翻、痉挛撕裂，重则骨断筋折。但，正如上述，我们是一个有着强大自调能力的平衡体。当意外发生后，我们的身体会瞬间进入应激状态，让原本生理常态转为病况下新的平衡，虽然是低水平的，却能将受伤部位保护起来，避免进一步的损害，同时维持尽可能大的活动能力。就像这位病人，扭伤后，腰部立刻变成了屈曲体位，形如驼背，并不好看，却没有让她彻底失去运动功能。这一变化几乎是无意识的，或者说是潜意识的，这也就是为什么这时的病人再咬牙坚持，再努力施为，也不可能将身体完全伸直摆正。这时的患腰形成了一个完整的、坚固的张力结构。我们按摩医生要做的，就是帮助病人维持这个张力结构，并促使病人自身向更高水平的平衡转化，而不是打破它。如果贸然用治疗力改变这种平衡结构，病人损伤部位就会失去保护与支撑，后果就是病情加重，无法动弹。因此，治疗上，切不可见病患处肌肉僵硬，就"实者柔之"，以大力的松筋柔肌的方法去施术，那样肌筋弛纵不收，适得其反。这些年常会有学生来电话询问，为什么扭伤的病人越揉越重，甚至短时间内无法下床。道理就在这儿。

"急不可以使筋纵"，却不是无可为。我们按摩这时更要调动病人自身的康复力，把那个平衡点推向更高、更近于常态的水平。点按委中而嘱其自主活动，是在激发经气以行瘀通络，同时在主动状态下寻找更佳的内在结构。迎随呼吸点取痛点，既可以利用呼吸形成适度的张弛，又可以最大限度地减轻治疗中的痛苦。至于抻筋正骨的手法，不可过多，短暂的，甚至是瞬间的弹抖、牵顿可以使翻转易位的肌筋得以开展复位，并让那些因扭挫和保护性紧张造成的关节错缝得以归原。

注重整体，维持动态的治疗原则已成为按摩的一大特色。不仅腰扭伤，所有的急性扭挫闪仆，均应以"急不可以使筋纵"为原则。

中医治病，以平为期，是之也。

中焦如轮，少阳为枢

证者，病之重心也。抓住关键一点就能满盘皆活。切不可头痛医头，脚痛医脚。

先说说我那个病人老王同志吧。她是一年半前来诊的。那时的她，精神恍惚，步态蹒跚，语音低微，周身萎顿。一问方知，她在半年多前无原因突然出现呼吸窘迫，上气喘咳。到医院一查，竟得了一种极为罕见的肺部疾病。几周之内，病情迅速恶化，胸闷、气急、咳嗽、痰涌等各种症状越来越重。CT 检查，肺部进行性病变。不到一个月，医院已经下了病危通知。这时，一位老教授给她用上了最后一招儿——激素。连续十天超大剂量的激素进入她的体内，奇迹出现了，她的病一天天好了起来。然后是两个多月的撤减激素阶段，老王的怪病治好了，可她整个人也变了形。本来身体素质很好，年轻时当过运动员的她有了典型的"满月脸""水牛背"，大腹如鼓，整天被失眠、耳鸣、心悸、胸闷、腹胀、便秘、四肢无力、虚浮所困扰。查体显示：血压、血糖、血脂、转氨酶都高，还有骨质疏松、心律失常。她觉得全身没有一个好地方了，生活质量也很差。这时，把她从死亡线上抢救回来的西医却无能为力了。吃了降糖药，腹胀、便秘就加重。吃了降压药，眩晕、耳鸣就加重。吃了降脂药，心悸、胸闷就加重，转氨酶还升高。不停地换药，不停地调理，却是越来越萎靡。于是，她经人介绍，抱着试试看的态度来找中医了。她吃药吃怕了，就想利用按摩或针灸这些外治法来调理调理。

分析老王的病情，正如她所说，西医诊断为内分泌功能紊乱。由于大量使用激素，她整个的脏腑功能被人为地打乱了。这种紊乱不是一器官一脏腑的问题，而是涉及几乎所有系统功能的全局性混乱。所以，老王表现出来的也是整体失衡下的全身性的症候群。这时若是针对各个症状，点对点地治疗，必然会陷于顾此失彼，疲于应付的境地。不但效果不佳，还可能加重病情。这就要求我们在这一系列的症状中找出最基本的病机，针对疾病的根本进行重点治疗。正如一个摇摇晃晃的衣架子，我们要做的是扶正它，摆正重心，而不是去拉扯上面挂着的某件衣服。

老王素来是很强健的一个人，虽然大病一场，触之却肌肉尚强，骨架坚实。脉象沉弦，却不甚濡弱。症状也是这样，虽然纷繁，虚象却不明显。其晕、眩、悸、胀、音低、纳呆、精神不振等也都显得郁结凝滞盛于虚浮萎弱。因此，我确定，老王的病，不可视为虚证，而应辨为气滞。尤其是老王的腹部，用"腹大如鼓"来形容，一点儿不为过。她的腹部皮肉坚实，紧绷如鼓，叩之有声，压之窜痛。记得我第一次按压她的腹部时，老王一边躲闪一边说："王大夫，可别把我的肚子按漏了呀！"这让我想起了《医说》中的一段话："阳者，行于上而宜敛降于下，阴者，行于下而宜升散于上。上下升降之道者，中焦也。"老王现在的状况，无论她原来得的是什么病，做过什么样的治疗，当前的病机就是中焦气滞。中医认为，上、中、下三焦是精、气、水液运行的通道。中焦居于中，如轮如机，对精气运行有着关键作用。其中脏腑，脾升胃降，肝疏泄胆决断，散精布气，条达周身。气行不畅，宗气不舒则胸闷心悸。上气不能降，则有眩晕耳鸣。中气不行，则腹胀纳呆，胁肋窜痛。下气不升，则有气短尿频，行走无力。基于这一分析，我决定不去逐一对症治疗，而是从中焦入手，以腹部按摩为主要手法帮助她恢复正常的生理平衡。

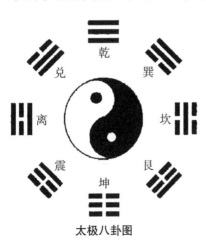

太极八卦图

具体到治疗上，除了腹部的揉、摩、拿、颤诸法外，当以手、足少阳为主经治之。选取胁肋、耳周、缺盆、体侧等经行线路和部位施术。这不仅仅因为手少阳三焦经本属脏腑为三焦而主气所生病，足少阳本属脏腑为胆，居中焦，为阳之纲。更重要的是，中医以少阳为枢，有升阳布气，枢转阴阳的作用。《素问·阴阳离合论》曰："太阳为开，阳明为合，少阳为枢……"太阳为开，是指阳气之门打开，阳气逐渐释放，在自然界是指从万物初生，草木方萌，渐至欣欣向荣，而在人体则指阳气的各种作用开始发挥，如阳气的温煦、防御、推动作用等。阳气释放到一定程度，就会逐渐停止下来，也就是阳门的关闭，这就是"阳明主合"。太阳开，阳明合，门的转动靠少阳。"少阳为枢"即少阳为枢机，《说文解字》云："枢，户枢也，户所以转动开闭之枢机也。"可见，气，尤其是阳气的开合升降，输布运行都有赖于少阳经功能的发挥。

确定了上述思路和治法，经过六个月的系统治疗，老王的健康状况大大改善。在没有服用药物的情况下，她的血糖、血脂、血压、转氨酶等生化指标恢复了正常，配合补钙，骨密度回升。失眠、眩晕、耳鸣、便秘、心悸、行走无力等症状基本消失。更可喜的是，老王的精神状态不一样了，她不再低头弯腰，有气无力，而是昂首挺胸，语音朗朗，爱说爱笑了。用她自己的话说就是"肚皮软了，腰杆直了，能吃能睡，再也不拘着难受了"。

"头痛医头，脚痛医脚"的对症治疗对于单因素的疾病是有效的，但当"头""脚"都痛的多因素疾病出现时，这么简单的施治就是下下之选了。行于诸症之外，化繁为简，辨证选经方是上工。

脂肪肝不是肝病

B超下的脂肪肝只是表象，其本质在于代谢紊乱。
这就是中医的"见微知著"。

中医不注重各生理系统的物质结构及其状态，而注重全部功能体共同运动下的指向，这就是按摩治疗内科诸病的要诀。我们常常会有这样的误区，把现代医疗设备所检测出的结果作为疾病的本源。殊不知，绝大多数的检验结果其实就是疾病的表象，只能作为我们分析病情的一个指标或角度，"瞧病"没有那么简单，哪能一看化验单，一做B超、CT就什么都明白了？得有那见微知著，以小见大，由此及彼的本事才行。就像我们摸脉，浮而紧，那是外感风寒的一个表现。如果我们说，啊，你的脉有问题，甚至说

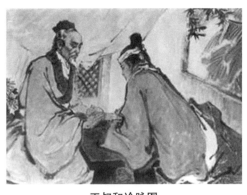

王叔和诊脉图

你的动脉出了毛病。不就成了笑话了？

不过，当我们面对自己的体检结果——脂肪肝——时，我们笑不出来了。据不完全统计，15%以上的成年人患有中度以上的脂肪肝。相伴随的，多数人还有甘油三酯、胆固醇、脂蛋白甚至转氨酶超标。那令人不适的"大、黄、油、软"的描绘，那肝纤维化、肝硬化甚至肝癌的恐怖预后，让人们不得不紧张。于是，各种各样的保肝药、降脂药，像他汀类的、苯氧乙酸类的、维生素类的、肌苷类的药品和保健品被广泛应用了。的确，这些药物在某种程度上是很有效的，大多数病人在服药三个月内都可以见到疗效，如血脂等生化指标下降，B超显示脂肪肝程度降低。但人们也很快发现，停药后复发几乎是不可避免的。而且，越来越多的证据说明，某些药物的副作用，如肾毒性、肝损害、心脏损害和胃肠反应等，都是很严重的，甚至可以说，有些药物的正作用远小于它所造成的副作用。我们没有从根本上解决问题，结果适得其反。难怪现代医学界称，脂肪肝尚无特效治疗药物。

我们可以做肿瘤的切除，肝肾的移植，却为什么奈何不了一个小小的脂肪肝呢？问题就在于，我们把疾病的表象作为根本去调整了。实际上，脂肪肝并不是肝本身出了问题，而是整个人体在脂肪代谢上紊乱造成的。脂肪肝更不是有些宣传所说的"大、黄、油、软"，不是肝被厚厚的脂肪包裹，而是过多的脂肪颗粒进入了肝细胞的细胞质内，影响了肝的正常生理功能。生化指标的超标、B超显示的异常与病人感觉到的腹胀、胁胀、纳呆、眩晕、口苦、便秘或便溏等症状一样，都是外在表现。我们要治疗的，要调整的是机体整体上的代谢平衡。把那个平衡点归复于正常范围，一切就会恢复常态。否则，只针对肝本身和血脂各项指标的治疗只是舍本求末，不会有长期效果。

正如我们经常说的，中医从不抵触现代科技，而是更希望先进的诊疗手段能为中医所用。但，这一切都只能在中医整体观念和辨证思维体系下完成。近年，我和我的同事对脂肪肝进行了细致的分析和辨证。我们认为，病人千差万别，症状各有不同，但对于脂肪肝患者来说，其基本病机不离肝脾不和。肝失条达，疏泄失司，脾失健运，散精无力，必使得痰湿浊气郁于体内，流注经隧脉络，阻遏气机运行，从而出现胀、闷、痞、满、眩、恶、疲、软等全身症状。脾虚甚者，土壅木郁，肝气亢者，横逆犯脾。因此，无论虚实，和解肝脾是大法，辅以调节诸脏。

按摩八法"温、通、补、泻、

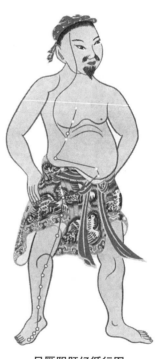

足厥阴肝经循行图

汗、和、散、清"中，用于腹部治疗，调适中焦，以和法最为适宜。我们选用平和中正的振颤法、平补平泻的揉腹法、理经开郁的推理法作用于腹部的肝、脾、胃、任脉诸经。并以三阴交、公孙、章门、期门等和解功能强、交会广泛的穴位为主进行相应的配伍。然后，根据病人的体质状况、证候特点酌情加减治疗部位和治疗量。两年多来，我们对四十余例脂肪肝患者进行了临床观察，发现以和为主的腹部按摩对该病进行治疗效果极佳。在三个月内，B超显示脂肪肝程度均有改善，其中二十七例脂肪肝完全消失；血生化指标大多能恢复到正常范围，尤其是甘油三酯、胆固醇、转氨酶等变化最为明显。更重要的是，病人的自我感觉也明显好转。主要体现在疲乏、易怒、腹胀、食欲不振、胁肋窜痛、眩晕等严重困扰着患者的症状上。从感觉到检验指标的迅速改善对患者精神状态和生活质量的提高有着重要意义。

现在，已经有更多的患者愿意尝试用按摩来治疗自己的脂肪肝和高脂血症了。这是按摩在病种治疗上的一个突破。手法的良好疗效、体现出的舒适感和零负效应让人们对按摩有了更大的信心。其实按摩在一些内科病的治疗上是有自己的优势的。就在三四十年前，我们还是内外妇儿并重的，只是近年来，人们越来越依赖药物，按摩随着中医整体的滑坡而萎缩了。另一方面，按摩在软组织损伤上的独树一帜让人们认为，按摩只能治疗颈肩腰腿痛，大量伤科病人的涌入和社会认知的缺失让按摩的内科病治疗能力被埋没，我们的"阵地"越来越小了。是金子总会发光的，只要我们坚持自己的特色，勇于探究，就一定能获得更多的成功。

中医重视脏腑经络的功能，疏于器官的解剖与物质结构，这是不足，也是特色。现代医学一定程度上弥补了我们的不足，但绝不能以此同化我们的特色，按摩对脂肪肝的治疗探索，是一个很好的尝试，也是西医为国医所用并相互印证的一个范例。至少在现阶段，保持中医的个性是医学共同发展的必然之路。

水火既济

男性，就如那《易经》中的既济卦，体阳用阴，
水火相济。

病人老赵已经七十二岁了，长期为前列腺增生所困扰。每
晚起夜四至六次，痛苦不堪，精神萎靡。治疗中，他对我的揉
腹、温振、搓擦腰骶等手法没有异议，却奇怪我为什么会点
膻中、推胸肋、摩胁下。等我把机理给他讲明白，他恍然大
悟，积极配合治疗，规律睡眠、清淡饮食、调节情志。结果两
个疗程，夜尿次数就减至一到二次，生活质量大大提高，病人
大呼神奇。其实，这不是按摩手法的神奇，而是中医哲学思想
的神奇。

当然，男科疾病远不止前列腺一项，阳痿、早泄、无精、
梦遗等都是摆在我们面前的难题。谨守病机，详加辨证是解
决之道。正如古人很早就发现了冲任二脉在妇科月经病、带
下病、妊娠病等多种疾病的诊治中的关键作用一样，我们治
男科诸病，也应以心肾为基本入手点，把通经脉、调脏腑与

安神明、畅情志结合起来。正如《景岳全书》所说，"精之藏制虽在肾，而精之主宰则在心"。男子以阳为体，以精为本，阴阳互用转化的枢纽就是心肾的交和融洽。这也正是无数经典提到的"善治阳者，从阴治之，善治阴者，从阳治之"。水火既济，常保其亨！

现代实验研究已经证明，细菌感染并非前列腺炎及前列腺增生的唯一病因。慢性细菌性前列腺炎只占该类疾病的5%，其主要致病因素包括细菌等微生物感染、免疫反应、局部化学环境变化、神经功能紊乱等。据现代医学研究，前列腺疾病的病理生理改变主要有以下五个方面：①腺小管梗阻；②炎性腺液潴留；③前列腺被膜中平滑肌收缩失调；④腺泡分泌功能减退；⑤盆底肌群功能紊乱。有人戏称，细菌性前列腺炎也就算是前列腺的一个感冒罢了，而真正导致慢性前列腺炎、前列腺增生的原因很可能就是腺体自身代谢紊乱和周围张力失衡。当盆底及腰臀部肌肉发生慢性损伤和无菌性炎症，当腹腔及盆腔

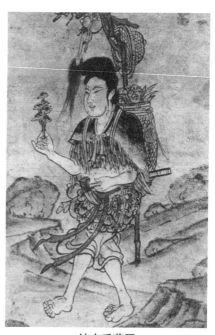

神农采药图

内压力升高，当脊柱及骨盆正常曲度和倾角出现改变和畸形，当精神—神经因素导致自主神经功能紊乱和内分泌失调，都会使前列腺被膜紧张，微循环障碍，导管挛缩。这种情况如果长时间不缓解，必然会出现腺体的分泌减少，组织纤维化，管腔阻塞等。这也就是为什么该疾病多发于长期保持坐位和精神压力较大的人，如公司职员、司机、脑力劳动者等。

借鉴上述研究结果，结合我们按摩临床，我们对慢性前列腺炎、前列腺增生进行了细致的中医学分析。传统中医没有这个病名，但就其主症，尿频、尿急、尿不尽、溲下白浊等，大多内科医师把它归于淋病、白浊的范畴。辨证上再根据病人不同的表现，如腰膝酸冷、腹腰隐痛、头晕眼花、耳鸣、胸闷、易怒、抑郁、失眠、纳呆等，辨为肾阳亏虚、肝肾阴虚、心脾两虚、肝郁气滞、血瘀痰阻等。人各有异，证辨不同，但无论多么复杂的疾病，都有它最基本的发病机理。前列腺疾病，基本病机就在于水火失济，心肾不交。这是男性特有的疾病，男性的特点就是体阳而用阴。肾在五行属水，司二便，主藏精。心在五行属火，主神明。心、肾为同名经脉，分行于上下，且肾经有分支"入络心，注胸中"。二者关系极为密切。中医哲学是最讲求辩证法的，脏腑经络皆属五行，凡有相克关系者，常有相争相搏之意。如肝木常克犯脾土致运化不利、痰重，脾壅常克制肾水而致浮肿，因而治疗上有攻补损益的机变。但心肾却有些例外了，因为，火者，至阳，水者，至阴。事物达于极致也就到了向相反方向转化的时候。故而水火虽不相容，在中医治疗上却是浑然一体、调和为上的。若妄施攻补必是虚者愈虚，实者愈实，最后阴阳俱损。

这正是本篇标题上的那个卦——既济。既，已也，皆也。济，渡也，完成也。李时珍曰："火性炎上而在下，水性润下而在上，水火相交，刚柔相济。火上有水则不烈，水下有火则不寒，故为既济。卦画三阳二阴，各得其正，天下既平、万事既定之象也。"男性之体，就应如这既济之卦，上水下火，刚大柔小，各安其位。反之，如肾水寒蓄于下，不能上濡以制心火，或心火独亢于上，不能下温肾水，则不但小便频数，腹冷腰酸，眩晕耳鸣，而且会出现郁闷不舒、急躁失眠等症。此外，心与小肠相表里，心火失制，则小肠分清泌浊失司，故小便白浊。肾与膀胱相表里，决渎失职，故小便急而淋漓不尽。

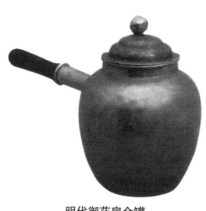

明代御药房金罐

基于此，我们在临床按摩治疗中把手、足少阴经及相关络属经脉作为了主要治疗方向。以少腹、腰臀之肾经循行部位为主，一方面激发肾经气血，使肾水行而上承；另一方面，松解局部筋肌脉络，降低盆腔内压和肌张力，加速微循环，调整相关神经功能平衡。同时，配合胸胁、腋下心经进行手法操作。从而降气开郁，引火下行，并选膻中、极泉、关元、肾俞、太溪等穴疏理经气，平调诸脉。法用和解，平补平泻，舒缓深透。

头痛医脚

《灵枢·口问》："阳气尽，阴气盛，则目瞑；阴气尽，而阳气盛，则寤矣。"这是中医对睡眠的认识，也是治疗失眠的总则。

曾有一个小姑娘给我留下了深刻的印象。她十三岁，正是能吃好睡的年纪，却被失眠扰得不能好好上学。她常常会在凌晨四五点钟被憋醒。胸闷、气喘、后背胀满的感觉让她十分难受，严重影响了她的学习。有时一周三四天不能去上学。到北京儿童医院和其他很多大医院检查了个遍，心、肺、脑、气管、胃肠都没发现异常。唯一算是异常的就是 X 线片显示胸椎有些紊乱和轻度变形。这大概是课业过重导致的吧。家长很着急，把孩子带到我们这里，希望从调整胸椎来治疗她这怪病。开始，我也是习惯性地从与脊柱相关的思路入手，整复胸椎，可效果不理想。于是我另辟思路，详问病情，发现，孩子发病必在寅卯之时，又得知她出生不久曾患肺炎致使体弱多病。且孩子课业过重，学习压力大，阴血暗耗。乃肺肾阴虚之证。寅为肺之主时，且寅卯正值平旦，阳出于阴，阴虚不能上承，故而出现上气、喘憋等肺经诸症。因此，我确定了滋补肾经，开通上焦的治疗原则。采用摩腹、分理胸胁、揉关元、擦风门、叩腰骶等手法。同时点揉内关和公孙以开利心胸，点按太溪、照海、涌泉以滋肾益阴。同时，嘱咐家长每日给孩子用淡盐水泡脚，时间最好在酉时，以扶助足少阴之经气。果然，治疗十余次后，小姑娘病情大为好转，没有再出现失眠的现象。这也是我们运用中医内科著名的金水相生法于按摩临床的范例。

再说一个极有意义的科学发现。近年来，美国哈佛大学的研究者在结肠壁的巨细胞中，发现了引发睡眠的睡眠因子——胞壁酸，它既能促进睡眠，又有免疫功能。进食后，胞壁酸分泌增多而有睡意，同时还可以解释流感和麻疹病人嗜睡的原因，此系胞壁酸分泌增加，睡眠也随之增加。吞噬细胞活跃，免疫功能和肝解毒功能增强，体内代谢速度加快，从而提高机体抗病能力。尽管，这样的科学发现我们已经"见多不怪"了，但其揭示的睡眠与饮食、胃肠功能甚至免疫间的关系恰与我们中医相契合。面对困扰着 38.2% 的成年人的失眠，尽管没有现代科技的"精确"和"入微"，三千年前古人用阴阳学说提纲挈领式的整体性阐释，却比一两个"因子"的发现更具临床指导意义。

人与天地相应，自然界的阴阳变化，具有日节律，人体阴阳消长与其相应，也有明显的日节律。《素问·金匮真言论》说："平旦至日中，天之阳，阳中之阳也；日中至黄昏，天之阳，阳中之阴也；合夜至鸡鸣，天之阴，阴中之阴也；鸡鸣至平旦，天之阴，阴中之阳也。故人亦应之。"天地阴阳的盛衰消长致一天有昼夜晨昏的节律变化，人与自然相应，故人体的阳气亦随之有消长出入的日节律运动。平旦，人体阳气随外界阳气的生发由里外出，人起床活动；中午，人体阳气最盛；黄昏，阳气渐消；入夜则阳气潜藏于内，人就上床休息。阳入于阴则寐，阳出于阴则寤。阴主静，阳主动，阳气衰，阴气盛，则发生睡眠；阳气盛，阴气衰，人即醒觉。这种阴阳盛衰主导睡眠和醒觉的机制就是中医睡眠的基本定律，这一定律是由人体阳气出入运动决定的。

基于这个认识，我们不难发现，关于失眠症，中医称为"不寐"，其基本发病机制就是阳不入阴。实则感受外邪，饮食不节，情志不畅，致使阳热内盛，虽入夜而不能入于阴中；虚则思虑过度，营养失调，阴血化生不足或暗耗于内，致使阴不制阳，虽入夜而阳热内扰，不能安合。

按摩对治疗失眠是十分有效的，这已被大多数人所认同。一个十分钟的家庭式头部保健按摩就能取得立竿见影的效果，这是因为，头为诸阳之会，头部按摩多用清利通散之法，能起到平阳气、和阴阳的作用。但，很多人也会发现，单纯的头部按摩有效却不能治根，坚持治疗一段时间挺好的，可一停没几天就又犯了。不是失眠有多么的顽固，而是，我们治疗中是不是抓住了问题的"本"和关键——平阳益阴。因此，在临床中，按摩治疗失眠，头部按摩多是辅助，而把以肝、脾、肾三经为主的腹部按摩和下肢点穴作为重点。肾为水脏，至阴之体，脾为气血生化之源、主营阴，升清降浊。肝为刚脏，体阴而用阳，藏阴血而主气机疏泄，三者在阴阳出入节律中起着至关重要的作用。可以说，足之三阴才是治本之地。腹部按摩中摩关元、揉全腹、理胁肋等手法都具有很好的滋肾健脾平肝的作用。而下肢的三阴交、太冲、公孙、太溪、涌泉等穴也都是清阴经之热、调诸经之气的要穴。二者不离根本，相得益彰，取得了良好的可持续的效果。治疗不在"头"或"脚"而在乎"阴阳"。还有，我们的腹部按摩是不是还与上面说的什么结肠中的胞壁酸有了些"巧合"呢？中西医必然是殊途同归的，只是其路漫漫，我们现在只能小窥一斑罢了。

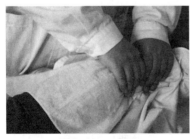

推拿手法之拿法

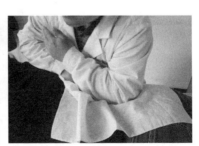

推拿手法之肘推法

中病即止

　　疗效、安全、舒适是按摩的追求，任何治疗太过与不及都是有害的。

　　这让我想起了老吴，他那时五十来岁，是我到北京工作的第一批病人。我现在对他的声音、体态记忆犹新，因为，他是教会我"中病即止，过犹不及"的"老师"。他患有陈旧性的骶髂关节损伤。来诊时是劳累并感寒后复发，左骶髂关节周围腰臀部疼痛，行走困难。触诊在髂后上棘外侧扪及一个乒乓球大小的包块。腰肌及臀部肌肉紧张。我想，只要把肌肉软组织松解开，把那个包块揉下去不就得了。于是，我采用了肘压和局部弹拨法进行重刺激治疗。施术中，几次老吴喊痛，我都鼓励他忍耐，并讲解了不痛不治病的道理。十五分钟后，我觉得手下的肌肉很松软了，那个包块似乎也小了。请老吴站起来试试，还真行，老吴觉得轻松多了。可没想到，第二天，老吴是家人扶着来的，一早起来，他觉得疼痛比治疗前更重了。我一看，那个包块还在，而周围的肌肉软组织更紧张、更僵硬了。

为此，我请教了身边的几位老大夫，得到了两个答案：一是，这是正常的手法反应，继续治疗，过几天就好了；二是，上一次治疗刺激过强，对这种陈旧性反复发作的疾病不可急于求成，应缓缓治之。我选择了后者，改用轻柔的手法并循经选用腰部及下肢的穴位治疗。力达病所但轻重交替，层层深入。十日后，老吴痊愈。此后二三年，老吴一有不适即来我处就诊，效果很好，直到他移居上海。我相信，几乎所有的按摩医生都会有类似的经历，是实践教会了我们如何控制刺激量，如何调整治疗的节奏，如何判断该病是可以"速除之"还是应该"缓缓图之"。有了"中病即止，过犹不及"的理论指导，这个过程应该，也必须很短。

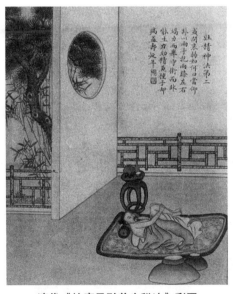

清代《按摩导引养生秘法》彩图

标准的手法操作应该是干净利落，很少有多余的动作。"中病即止"，手法轻巧精确。过于反复、拖泥带水、不能准确到位或目标不明确的手法，不仅不能很好地达成手法的治疗目标，减轻患者痛苦，相反会造成对病灶的不良刺激、加重病理改变，延误甚至加重病情。可以说，"太过"的手法实际上是对治疗成绩的破坏。

不论是针对软组织的松解手法、针对经脉脏腑的点穴手法还是针对骨关节对位合缝的正骨手法，都是如此。已经处于病理状态的软组织，在操作时间太长、力度不适当等的手法作用下，会出现疼痛、肿胀、出血加重，导致患者更加痛苦。不要认为这是推拿手法必然的过程，甚至极端地认为这就是手法作用的效果。那是机体损伤的表现，是没有很好把握治疗尺度的必然结果。

这里要特别指出的是，按摩临床还存在着一个滥用扳法的现象。许多脊柱疾病患者，还有一些按摩医生总认为关节整复是包治百病的良药，不论偏歪程度，不分症状相关与否，均把颈胸腰椎的扳动作为常规方法，似乎不听到那"咔哒"的弹响就没有治疗效果，就显不出按摩的技术。关节是一个坚固的，有弹性的结构，错缝时是一定要复位调整的。但对已归复的小关节继续扳动就是失度了，是会造成新的损伤的。

我们审病辨证，施术用法都只为了祛除疾病，消解病痛。尽管我们说，按摩是一种绿色疗法，但那是在适度与可控的前提下的。中病不止，过用重手必然会产生副作用，这个副作用最直接的体现就是疼痛。因此，尽可能地减轻病人的痛苦，给患者以最大的舒适感才是"上工之道"。《医学心悟》指出："凡攻病者皆损气血，不可过也。"就是这个道理。

女子胞

女子胞是奇恒之腑，也是我们按摩治疗妇科、男
科疾病的本源。

我的病人老孟就是手法治疗女子胞疾病的一个典型例子。
老孟五十六岁了，四年前不明原因突发缺铁性贫血，虽经治疗
好转，但出现了子宫脱垂的症状。中医称此病为"阴挺"。治
疗前每日脱出五六回，十分痛苦和麻烦。吃了不少药都没有太
好的效果，于是来试试按摩。通过分析，我认为利用按摩的手
法与穴位刺激，并进行腰骶及腹部臀部的拿筋理筋舒筋法，作
用直接，应比单纯内服药物更易直达病所。于是选用关元、中
极、胞肓、秩边、长强、白环俞等穴，并运用振腹、横擦腰
骶、捏拿腰臀部肌筋等深透力较强的手法进行操作。效果出乎
意料地好。一周后，老孟的脱垂症状就大大减轻，一个月后基
本消失了。

利用按摩治疗男性的阳痿、早泄之症，似乎更早于妇科疾
病。但不同于女胞，子胞诸病的治疗更注重于"气"，《内经》

把阳痿的病因归于"气大衰而不起不用"。因而在取穴上更多地选用与冲脉相关的穴位与部位。因为，冲脉为十二经脉之海，渗诸阳，灌诸阴。对全身气机的运行起到了极重要的调整和蓄积作用。冲脉起于胞中，上行至颃颡合于肝经，下行并于少阴之经。同时，冲脉出于气街，有"冲脉隶于阳明"之说。因而按摩中，对于男性性功能障碍疾病，除腰腹手法外，上述的冲脉的相合相并之经也是重点治疗所在。冲脉调和，肝气舒则疏泄有权，肾气充则阴精溢蓄有度，脾胃和则生化有源。子胞之病虽繁杂，以此为纲必可治也。

"女子胞，又称胞宫、子宫、子脏、胞脏、子处、血脏，位于小腹正中部，是女性的内生殖器，有主持月经和孕育胎儿的作用。"这是大多数教科书中对女子胞的解释，带着浓厚的"中西医结合"的味道。但这样的表述却给我们那些初窥中医门径的学子们以疑惑。《素问·六节藏象论》曰："脑、髓、骨、脉、胆、女子胞，此六者地气之所生也，皆藏于阴而象于地，故藏而不泄，曰奇恒之腑。"那就怪了，难道只有女性才有六个奇恒之腑而男性只有五个吗？如果真是这样，那么，"任、督、冲脉，皆起于胞中，一源而三歧"的理论岂不也出了问题？我们男性这三大奇经又根源于哪儿呢？

所以说，上述那个关于女子胞的解释是有错误的，或许是想用更直观、更"解剖"的方式解释吧，却无意中偏离了中医。那顶多也就是"女胞"的定义，而缺少了另一半——"子胞"。

实际上，男性同样也有"女子胞"，对！"女子胞"正是"女胞"和"子胞"的合称。这种表达方式在古汉语中是很常见的。比如《易经》中的"阴阳爻"是"阴爻"和"阳爻"的合称，"错综卦"是"错卦"和"综卦"的合称。只不过，在封建的、父系的、男权的社会里的中医，反倒出现了"轻男重女"的现象。

当然，这只是我的一家之言，关于奇恒之腑，关于女子胞，医学界，包括《内经》的不同篇目间都是有一定的分歧的，但这不会影响我们的医疗实践。恰恰相反，临床的例证才是证明与充实这些医学理论的源泉。我们按摩，在多种妇科和男科疾病上有着极佳的疗效。从而也进一步佐证了女胞和子胞理论。

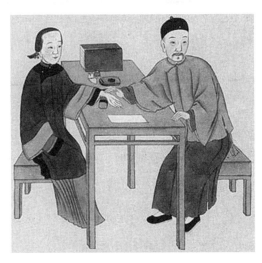

古代诊脉图

就如同五脏六腑，女子胞也同样是一个中医概念，有其大致的位置，总体上却是一个功能概念而非某一具体可见的器官。女胞，或称胞宫，涵盖了现代医学中子宫、卵巢、输卵管甚至垂体的许多功能。子胞也是对男性的睾丸、输精管、前列腺及多种与生殖发育有关的内分泌器官的总括。它深藏于小腹之内，为骨盆所护卫。与心肾肝脾，冲任督带，足之三阴三阳经都有着密切关系。其病，女性则为经带胎产诸症，在男性则常见遗精白浊、阳痿早泄。中医内治，从藏象学说入手，以调理脏腑，调和气血为大法，形成了诸如"女性为阴，治当重调血疏肝，男性为阳，治当重益气补肾"等多项基本原则，疗效显著。而近年，随着按摩事业的发展，手法治疗的绿色高效、简便舒适也令人对按摩刮目相看了。

按摩对于女子胞的针对性治疗主要从小腹、腰骶入手。并根据病人相关脉证和体质选用不同的经脉、穴位和手法。常选用的穴位如关元、气海、中极、气冲、八髎、胞肓、秩边、白环俞等。从这些穴位的命名我们也可以看出它们在治疗上的专性。而治疗手法，除了对穴位的点按压揉外，摩、擦、振颤、叩击等也是非常适宜的。我们按摩，重在通经络、和气血。所用非药物，而是经脉穴位和手法功效。因而作用更直接、更广泛。现在许多患者已经习惯于选用按摩治疗痛经、月经不调、前列腺增生、阳痿，甚至不孕不育等疾病了。

这里，需要着重指出的是，除了对诸如冲任督带，三阴三阳等经脉属穴的运用外，按摩针对女胞和子胞的治疗还有另外一大特色，就是舒筋。经络系统，内属脏腑，外络肢节，其外者，也就是我们按摩临床最易触及和刺激到的，是经筋。经筋的循行有"结、聚、出、入"，在四肢常结于关节，聚于肌肉丰厚处。而到了胸腹部则入于内，对脏腑器官的悬挂固定、运行蠕动起到支撑与协调的作用。因此，用不同手法按摩经筋所在部位，保证其舒展通利，促进其正效应的发挥对于调理脏腑也是十分重要的。对于女子胞这个功能体系，筋的作用更是显著。比如，男性的阴茎也被称为"宗筋之所聚"，女性的胞宫亦为筋膜（韧带）所固定。足厥阴肝经之经筋更有"阴器不用，伤于内则不起，伤于寒则阴缩入……"的主治。

健脾胃，助减肥

健运脾胃，化痰消脂，按摩手法在减肥中起到了
助力加油的作用，但健美的体态须靠自己去努力。

　　减肥，几乎就是女人们的宿命，这个世界上，不减肥的女
人太少了！不止女人，越来越多的大腹便便的男士也正加入
这个行列中。减肥，真的那么难吗？风靡的按摩减肥、点穴减
肥，真的有用吗？

　　先回答后一个问题，答案是肯定的。按摩对于单纯性肥胖
是有着很好的治疗效果的。但，即使作为一名按摩医生，我
也要明确指出，不同于在许多伤科、内科疾病中表现出的主导
性，按摩对于减肥，只能起到辅助作用。战盛肥胖，主角不是
医生，而是你本人。因为，你面对的敌人正是你自己！这也
回答了上面的第一个问题，减肥难，因为最难战盛的恰恰也
正是你自己。

　　人为什么会肥胖？究其原因，不外先天禀赋与后天失养。
中医认为体质上阴阳刚柔的差异，是由先天禀赋决定的。《灵

枢·阴阳二十五人》中指出"土形之人……其为人黄色，圆面，大头，肩背，大腹，美股胫，小手足，多肉"，"水形之人……大头，小肩，大腹"。这不正是全身性肥胖和中心性肥胖的生动写照吗？《黄帝内经》按体型将人分为肥壮人、瘦人、肥瘦适中、壮士和婴儿五种人，并且将肥胖分为"膏人""脂人""肉人"三种类型。这是中医肥胖病学的最早分型。其中许多论述阐明了先天因素在人体胖瘦、体形差异上的重要意义，也就是我们常说的遗传了。

然而，先天因素在人的生长壮老已的生命历程中只是一个基石，人之初，禀受父母精气，纯阴纯阳，如同一张白纸，此后的成长，无论是品性、智力还是体魄都取决于后天的培育与修养。尤其肥胖病人，过食肥甘、疏于劳作、七情过度，造成脾胃虚衰、痰湿内生，流注于肌腠筋膜间，于是，脂膏堆积，体态臃肿。中医将多余的积蓄于皮下的脂肪归于痰湿一类，属病理产物。其基本病机在于脾胃失于健运，痰湿之浊内生。过食肥甘厚味，营养失衡；或起居无常，多卧少动；或恣情纵欲情志不舒，都可以损及脾胃。使得对于水谷的转化功能减弱，精微不能化生输布，蓄积体内而为痰湿脂浊，躯脂满溢。可见，肥者，其标在脂膏痰浊，其本却在乎脾胃。与中医的内治法一样，按摩减肥的治疗原则同样是标本同治：健运中焦，扶脾益胃，以治本；行气通经，化痰行浊，以治标。具体手法操作也是从这标本两方面着手的。主要方法有：

一、行气活血，疏通经络

我们知道，痰湿脂肪流注于皮下肌间，其性黏滞，必然阻遏经气，人也易出现疲乏无力和昏重的感觉。同时，经气不舒，也必影响相关脏腑功能，影响周身代谢运化，更添痰浊，形成了一个恶性循环。所以，针对脂肪堆积较重的区域进行治疗是治标兼调本的方法。常用的手法是拿、揉、提、捻、挤压等。操作时层面不必过深，集中于皮下肌肉间脂肪厚积处即可。将这些手法大面积、持久地作用于腹部、臀部、肩背、下肢，能使病人有温热甚至烧灼感，也就是所谓"燃烧脂肪"吧。

二、调理脾胃

运用以腹部为主的腹部脏腑按摩，配合相关穴位按压，可以很好地健脾和胃，增强运化功能和全身代谢。比较有效的穴位有中脘、章门、大横、足三里、三阴交、丰隆等。由于治疗以补益健运为主，手法不可过重，但必须持久深透。

我们在按摩临床常可见到一个较为普遍的现象，就是，很多年轻人，体重超标，却食欲旺盛，似乎脾虚症状不明显。其实，这是特殊情况，我们称之为胃强脾弱。这时的治疗，切不可滥用降火清热的药物，这样既伤胃，又伤脾，必须以滋阴和胃为主。方法也是同上的。另外，除上述腹部按摩和循经取穴外，按摩中著名的阑门穴（脐上一寸五分）是扶脾和胃的要穴，为治疗之必选。现代许多美容美体中常用的所谓"封胃"法，其实就是这个穴的具体运用。

　　按摩减肥的疗效是显著的，临床就有揉腹配合踩跷法（在病人可耐受的情况下用踩跷法代替拿揉法更省力高效）减重二十公斤的范例。尽管如此，我们仍要说，按摩只是辅助，减肥只能靠自己。因为，大多数减肥者的一个共同经历就是，减肥容易保持难。无论通过药物还是运动、节食、按摩、针灸，在短时间内降低体重都不是一件难事，但此后的"反弹"却成了减肥屡战屡败的原因。按摩只是一个助力，帮助已经处于失衡状态的身体恢复平衡，回到脏器功能的常态。但这只是万里长征的第一步，此后的健康生活是不可能总有医生相伴的，管住自己才能得到健康。

　　另一方面，在减肥中，我们何时"出手"也是很有学问的。既然按摩只能起到辅助作用，我们就应该让它发挥最大的效能。面对一个志在减肥的病人，我们应让他（她）先行饮食调理和加强运动。这样，在一个月左右的时间里，会有五公斤左右的减重。多数人此时会遇到一个平台期，虽然继续运动和平衡膳食，

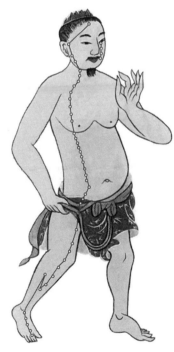

足阳明胃经循行图

但体重不再下降，难以回到正常水平。这时，我们按摩再"出手相助"，帮助病人快速度过这个平台期，能够做到既提高了疗效又增强了病人的信心和持久力。如果一开始就进行按摩治疗，减重的速度可能会加快很多，但易于出现耐受，使得平台期过早到来且难于逾越。要知道，我们按摩始终是个助手，能力有限，更要"雪中送炭"。

乳腺增生，厥阴治之

乳癖一症，其机在冲任不调，气滞痰结。手法治疗却从厥阴楔入，是按摩辨证特殊性的体现。

清代余景和《外证医案汇编》曰："女子乳头属肝，乳房属胃，男子乳头属肝，乳房属肾。冲任为气血之海，上行则为乳，下行则为经。"这段经典论述已经成为中医内治法治疗乳腺增生病的理论基础，由此化生出了以行气解郁、补益中焦、调和冲任、滋水涵木为代表的多种治疗方法。成方验案不盛枚举。而近年，我们按摩工作者也在详加辨证、临床忖度的基础上，总结出了一套治疗该病的按摩手法，疗效显著，无副作用，舒适感强，为广大患者所接受。其思路源于经典，却又与内治法殊途同归，成为中医外治内病的典范。

乳腺增生，中医称为乳癖，医家论述颇多。宋《妇人大全良方》曰："妇人久郁，乳内结核如杏，二月不消。"明《陈实公辞》曰："乳癖乃乳中结核，形如丸卵，或坠重灼痛，其核随喜怒消长，此名乳癖。"《疡医大全·乳癖门》曰："乳癖……思虑伤脾，怒脑伤肝，郁结而成也。"……看看这些精细入微的分析与论治，我们中医可没有"重男轻女"的哟。

随着社会进步和生活节奏的加快，女性在工作和社会生活中的压力越来越大，加之饮食起居、生育哺乳等诸多方面的变化，当代女性乳腺增生发病率大幅上升，甚至有统计称百分之六十以上的成年妇女患有不同程度的乳腺增生。于是，如何运用按摩手法，无痛苦、无副作用地治疗该病成了一大课题。从历代医家的论述中我们认识到，肝胆、脾胃、冲任是该病发生发展的根本之所在。但手法不同于药物内服，我们的着手点在经络、五体。如何才能补虚与化结兼顾，重点突出而又不失整体协调？

通过多年的临床实践和归纳总结，"开达厥阴，调适中焦"一法成了手法治疗乳癖的指导性原则，是按摩治疗内妇诸病虚实并重，攻补兼施特点的又一发挥。《素问·至真要大论》云："厥阴何也？岐伯曰：两阴交尽也。"《内经》以阴阳气之多少而分三阴、三阳，厥阴为一阴，为阴之尽。高士宋解释三阴为"由太而少，则有厥阴，有太阴之阴，少阴之阴，两阴交尽，故曰厥阴"。说明厥阴为三阴之终尽。这一部分阴气有涵阴精以柔筋脉，生阳气以条达气机的作用。厥阴既为阴之尽头，阴气最少，又中藏相火，故当饮食情志诸因伤及厥阴气血功能时，（足厥阴）肝木失于涵养则苦急，苦急则气逆上冲。（手厥阴）心包代君行令，君火失司则相火郁闭，不能向下布达。加之肝木乘脾或脾胃久伤，使得痰湿内生，于是痰气交结，痰火内壅，聚于胸中而成乳癖。妇女乳腺，在内属肝胆脾胃，在外则为肉为筋，与肝主筋，脾主肉形成了内脏与外体的相合为用。可见，按摩与中草药，虽治法相异，却是同宗同源，相互贯通的。

西医认为，乳腺与内分泌系统密切相关，是女性性激素的靶器官。这与中医肝主疏泄，环绕阴器而总领宗筋不谋而合。同时，手厥阴心包经，为心之宫墙，主胸之外围，其经脉、经筋、经别、络脉的循行也都分布于"膺乳"。厥阴与乳腺，无论从传统认知还是现代研究，都是极密切的。中医藏象学说将其归于肝胃，经络系统又将其络属于冲任二脉，但从五体分析，其脂为肉，其内布筋，且脉络丰富，乃五体中筋、肉、脉三者之和。按摩手法就是从这五体辨证入手，条达手足厥阴之气，肝经和则筋缓，心包通则脉行。且肝胆及心与心包经筋之脉均内达于乳内，针对它们的手法可以做到直达病所，正所谓"经络所过，主治所及"。然后，再辅之以调运中焦的手法，从脾胃祛痰湿，可谓表里、内外、虚实兼顾了。

这里，需要特别指出的是，按摩手法不但具有上述直达病所，从体治脏的特点，还在调和冲任方面显示出巨大的治疗优势。我们知道，冲任二脉为奇经八脉，无循环流转。冲脉为十二经脉之海，任脉为阴脉之海，起蓄溢气血的作用。也正因为如此，内服药物难以直接作用于二脉，大多通过对肝、肾、

肝经循行图

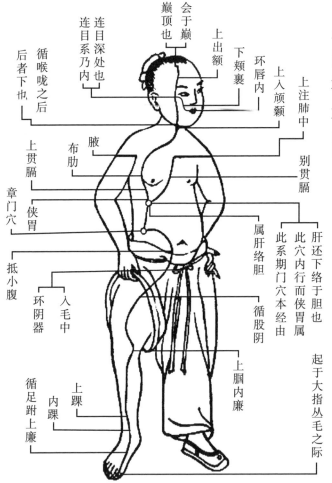

会于巅
巅顶也
连目深处也
连目系乃内
上出额
上入颃颡
环唇内
下颊裏
上注肺中
循喉咙之后
后者下也
布肋
腋
别贯膈
上贯膈
章门穴
侠胃
属肝络胆
此穴内行而侠胃属
此系期门穴本经由
肝还下络于胆也
抵小腹
入毛中
环阴器
循股阴
起于大指丛毛之际
循足跗上廉
内踝
上踝
上腘内廉

《刺灸心法要诀》足厥阴肝经循行图

脾胃的调节来间接施效。按摩却不同，治疗中，通过对二脉所经部位，所属穴位的手法刺激，可以做到"直中"的效果。同时，针对女性冲任二脉周期性蓄溢气血的生理特点，我们在治疗乳腺增生时，也可适时利导，分期施法。在行经期停止治疗或因证施以活血通经法；月经后期则多用健脾胃，益血脉的方法；排卵期和黄体期则多用疏肝活血，软坚散结的方法。

有了上述理论指导，按摩从厥阴论治乳癖的具体方法也就明了了。循经取穴以手足厥阴经为主，中冲、内关、天池、天泉、太冲、期门、京门、鸠尾、中脘、关元、厥阴俞、心包俞、肝俞都是可以交替选用的要穴。在治疗层面上，应力达于筋肉层，故手足三阴区域之筋，腋前筋、腋后筋、双胁都是手法运用的重点区域。因该病虚实夹杂，慢性起病，故而手法上也得通、补、和、散诸法相因而用。切不可一力通散，急于求成。那样反会伤正耗血，虽短期癖块可小，但远期不利。

独取厥阴，是按摩治疗乳癖的大法，但并非唯一独行之法。临证辨析，灵活施术才是中医的总旨。所以我们还应针对痛剧者、热结者、郁闭者、血虚者、肾亏者，等等，不同体质、不同证型的病人区别对待。治则相同而治法各异，这就是中医个性化治疗的特色，拘泥一法，偏信套路可不是我们中医所为。

络脉瘀虚

络脉瘀虚，或者说微循环障碍，是对诸多老年病
进行病理分析后得出的共同结论，也是按摩延缓衰老
的出发点。

当记者问及宋美龄女士，她的长寿秘诀是什么时，宋女
士的回答是：按摩。据她身边工作人员说，宋美龄女士每天
都坚持按摩保健，直到去世。我没有亲耳听到这样的采访录
音，但我对此深信不疑，因为，按摩作为一种以调和气血为
主的医疗方式，对于延缓衰老、防治老年性疾病效果是十
分明显的。宋女士的生活方式也许是我们常人无法做到的，
但看看公园里那些精神矍铄的老人，梳头、浴面、揉腹、
搓耳、捶背、拍腿……不都是最简便的自我按摩方法吗？

对于衰老，传统医学与现代医学都承认，这是一个不可逆
的过程，是自然规律，是机体脏器组织从功能到形态的整体性
衰退。学中医的人都非常熟悉《素问·上古天真论》中那段著
名的文字："女子七岁，肾气盛，齿更发长。二七而天癸至，任

脉通，太冲脉盛，月事以时下，故有子……丈夫八岁，肾气实，发长齿更。二八肾气盛，天癸至，精气溢泻，阴阳和，故能有子。"古人以"七七八八"之数把人的生、长、壮、老、已形象地描述了出来，也揭示出"天癸竭"是人衰老的根本。那么，什么是"天癸"呢？教科书里是这样说的，"天"是言其来源于先天，"癸"是言其本质属天干中的癸水，有阳中之阴的意思。张景岳《类经·藏象类》中说："夫癸者，天之水，干名也……故天癸者，言天一之阴气耳。气化为水，因名天癸……其在人身，是谓元阴，亦曰元气。"因此，天癸是先天之精，具有化生精血的功能，从而使男女具有生殖能力。天癸源于身为先天之本的肾，但先天之精需要后天之精的不断补充，才能维持机体的生命活动。所以天癸与身为后天之本的脾、胃也有着重要的关系。另外，天癸的盛衰、运行，还与肝的疏泄、肺的主气朝百脉、心的主神明有着密切而错综复杂的关系。可见，天癸就是人体最为精微的物质，是整体功能的体现。

找到了这个根，或许会让我们有些沮丧了。那如抛物线似的自然曲线也是人力无法改变的。这时的中医既然"求本"不得，那就稍稍"舍本逐末"一下吧。

先分析一下那个"末"，也就是人老了后有什么表现。头发脱落、白发、皮肤松弛干燥、视力减退、听力下降、牙齿脱落、记忆力减退、反应迟钝、咳嗽多痰、食量下降、便秘、关节不利、血压升高、血糖升高、脑血管病变、心血管病变……

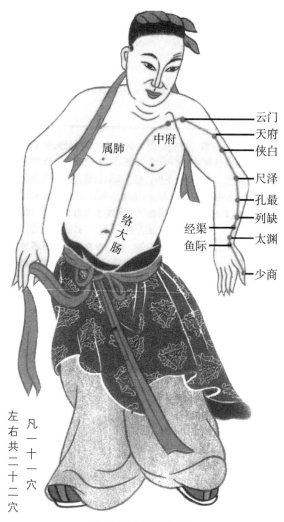

云门
天府
侠白
尺泽
孔最
列缺
太渊
少商

中府
属肺
络大肠
经渠
鱼际

凡一十一穴
左右共二十二穴

手太阴肺经循行图

这些有一个共同的原因，那就是末梢气血运行不畅。当机体衰老时，经脉主干中的气血仍保持着正常的充盈，但布于远端的络脉则因整体的不足而出现虚损，"气为血帅"，络气不足，络脉中也就易于出现血行缓慢，瘀滞不通的现象。当然，这一过程是渐进的、缓慢的。阳络虚瘀，"血之余"的头发自然出现脱落变白；"骨之余"的牙齿也就易于松动脱落；皮肤中的细小络脉气虚血滞失于濡养就会出现松弛干燥、色素沉着；骨膜、肌筋失于气血，就会弹性降低，生长骨赘。阴络虚瘀则会直接造成脏器内供血不足，消化不良、便秘、多尿、视力减退、听力下降、血糖升高，等等，而常见的高血压、脑血管病、心血管病则更是络脉不通的直接结果。

于是，我们可以得出一个基于经脉学说的结论，那就是，当人体气血出现绝对量的降低时，最先出现问题的是络脉，且基本表现为虚（经气不足）与瘀（血行不畅）。而这种络脉虚瘀又直接导致了脏腑、组织从功能到形态的改变，形成了一个"恶性"循环，以加速度走向衰老。所以中年以后，调和盛于攻补，合理地分配气血，尤其保证阴络、阳络中气血的充盈与运行是抗衰老、防疾病的关键所在。中医按摩术在这方面的特色与优势是毋庸置疑的：对经脉主干进行的捏拿、点穴可以激发经气，调畅血行，调整脏腑；对皮肉、筋膜的推揉搓擦可以直接加速阳络中气血的运行，保持组织弹性、维持正常代谢；胸腹部为主的脏腑按摩术直接作用于脏器包膜、脉络，保证脏腑的气血供应和功能发挥……总之，正如大家公认的那样，中医按摩在延缓衰老、防治老年病上功不可没。

当然，针对于此的手法也是有其特殊性的，那就是，和中寓补，内外兼顾。为老年人所设计的按摩一定是全身性的，头面、胸腹与肢体肌筋并重，多用推揉、搓擦、捏拿等平和的手法，少用弹、拨、点、压、踩跷等通泻手法。治疗后使人有"微似汗"，周身发热的舒适感为佳，切不可过汗、过痛。

治痿独取阳明

求教于经典，求证于古籍是中医研究的基础，"从腹治腰"为我们展示出了这一过程的精妙与乐趣。

"病人腰痛，大夫头痛"，不过对于按摩临床，大多数的腰痛，我们还是可以应付的，急性腰扭伤、慢性腰肌劳损甚至某些巨大型腰椎间盘突出，按摩疗法都是安全可靠的首选。只是腰椎滑脱这毛病，的确让大夫头痛。而似乎，这个病现在越来越多见了，怕也与长期坐姿、不良体位和缺乏运动有关吧。

腰椎滑脱是现代医学的病名，是在影像技术发展下被发现的一种脊柱病理状态。简单地说，就是受累椎体向前，即向腹侧移位，影响了腰椎整体曲度的连续性和力学平衡，并延及椎管、韧带、肌肉、神经等腰部相关组织结构，从而出现一系列腰及下肢症状的综合征。X线片下，这种椎体的前移是清晰可见并能精确测量的。腰椎滑脱分真性与假性两种。真性滑脱是指椎弓的上、下关节突间部，即椎弓狭部，未能骨化，仅以纤维组织连接，若这些纤维组织保持稳固，则不会出现形态改变和症状。若在组织退变的基础上，一旦受到某种程度的外力作用，这些纤维组织受到牵拉或损伤，使受累的椎体向前移动，即引起滑脱。此种情况多有先天因素或外伤史，在X线片上可清楚地看到狭部不连。而假性滑脱则是没有狭部的病理基础，却因脊柱的变形、肌筋的失衡或无力而造成的椎体前移现象。若从影像和解剖结构进行分析，这个病似乎真的是不太适合手法治疗的。腰椎前移，自然是不适合再用腰部揉压、点按的垂直向手法了，而肌肉、韧带的放松手法似乎也无益于椎体的回复，脊柱的关节整复手法虽然一定程度上可以矫正脊柱的变形却难以将治疗力作用于椎体或椎弓。也正因为如此，大多数按摩教科书中论及"腰椎滑脱"时几乎都使用了"慎用手法""建议手术治疗"的字眼，似乎我们真的无能为力了。其实，据我了解和患者反馈，这个毛病，手术治疗的效果也并不理想。开窗减压和内固定的确可以在影像上改变腰椎移位，但除极重症者，症状改善并不理想，而若干腰椎的内固定造成的远期负效应也令人担忧。看来，这个病真的是非常令人头痛的。

所幸，我们的手法治疗是中医的，从入门那天起，老先生们就时时提醒我们"遇到难题，找经典"。且不论它的结构变异和X线片显示，我们先得从中医的思路来辨析。腰椎滑脱的常见表现有：顽固性下腰部酸痛、无力；下肢酸软无力或伴有非典型的单、双侧下肢放射痛；久坐、久立、久行及劳动后腰部疼痛加重，卧床休息后好转；腰部活动受限，尤其前屈、后伸疼痛剧增，严重者并可出现尿急或小便失禁、大便不成形等症状。检查病人，可以发现，腰前凸增加，臀部后凸，腰变短，有一横纹沟，呈典型凹心腰，肋缘至髂嵴或胸骨剑突至耻骨联合的间距缩短。仰卧下肢屈曲时，或可在腹部触及向前移位的椎体。病程长者下肢肌肉可出现萎缩、肌力下降。虽然，症状、体征复杂多变，但在临床上这一类病人最典型的症状就是间歇性跛行（行走、站立、挺腰时间稍长即感腰及下肢酸胀、麻木、迈步不稳，坐下或蹲下可明显缓解或消失）和腰及下肢肌肉软弱无力。听听患者的诉说，触摸他们松软无力的肌筋，这不就是中医典型的痿证吗？

《儒门事亲》说："弱而不用者为痿。"痿者萎也，枯萎之义，即指肢体痿弱，肌肉萎缩。凡手足或其他部位的肌肉痿弱无力，弛缓不收者均属中医痿证范畴。是啊，中医没有腰椎滑脱的病证，但将诸症状、体征与痿证对照，多么吻合！尤其现代医学所谓腰椎滑脱较重者可致椎管狭窄，影响低级中枢而导致尿急、小便失禁、大便稀溏等排便异常，在古籍中也有所论及。《脾胃论·脾胃虚弱随时为病随病制方》就说："夫痿者，湿热乘肾肝也，当急去之，不然则下焦元气竭尽……"肾主司二便，肝主疏泄，痿证久而伤及肝肾也必致二便失常。

有了上述病证的辨析，治疗也就水到渠成了。《素问·痿论》曰："治痿者，独取阳明。"这已成为中医内科治疗痿证的基本原则。只是，作为外治法的按摩又当如何运用这一原则呢？毕竟，病位在腰腿，所过者皆属督脉及足太阳、足少阴之经脉、经筋，与行于腹侧的足阳明经似乎关联不大。仅从"脾胃为后天之本，气血生化之源"来分析，略显牵强。看来，只有弄明白了"独取阳明"对外治痿证的指导意义，具体治法才能明确。那就再到古籍中去寻找答案吧。

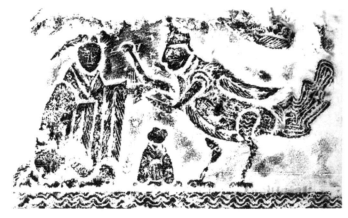

汉代画像石上的扁鹊施针图

《医宗必读·痿》云："阳明者胃也，主纳水谷，化精微以滋养表里，故为五脏六腑之海，而下润宗筋……主束骨而利机关。""阳明虚则血气少，不能润养宗筋，故弛纵，宗筋纵则带脉不能收引，故足痿不用。"多么明晰，足之阳明在"束骨利关节""宗筋纵则带脉不能收"两个关键点上可以起到举足轻重的作用。再看《灵枢》对于足阳明经筋的论述："足阳明之筋，起于中三指……直上结于髀枢，上循胁属脊……上结于髀，聚于阴器，上腹而布……合于頄，下结于鼻，上合于太阳……"
我们按摩治病是从外在的筋骨、形体入手的，而足阳明之经筋
与脊、阴器、足太阳经间的广泛连络使之在以腰腿痿软、脊骨
滑移为特点的一类痿证中独具治疗意义。

更为重要的是，"独取阳明"也为按摩临床提供了一个"后
病前治，从腹治腰"的法门。大多数腰椎滑脱的病人，大腹
便便，挺胸翘臀，人体腹背侧的平衡被严重破坏。带脉不收，
腹肌松弛，大腹下坠，牵拉着腰椎前移。而腰脊变形，筋不
束骨又加剧了这一过程。不从腹侧入手，仅以腰脊论治，腰
椎滑脱是无法解决的。除经脉、经筋循行之外，从形体平衡
的角度分析也是这样。腰、腹肌肉相连，筋膜互相移行，形
成了一个前后对应的小整体。在对腰部疾病的治疗上维持和
恢复这一小整体的平衡是提高和保持疗效的重要方面，这也
是"治痿独取阳明"的又一解吧。

有了独取阳明的理论指导，有了腰腹一体的整体观念，
针对腰椎滑脱，按摩运用屈膝屈髋按压法、腹部顿提法、弹
腹筋法、提拿腹肌法、弹拨阳明经法等特定手法进行治疗，
视角独特、别具匠心。

临床实践也证明了这一点，运用腰腹一体的治疗，大多
腰椎滑脱患者可明显缓解相关症状，能够正常工作生活，其
远期疗效优于手术。当然，这仍是一个难治病种，疗程要长
于很多腰病。而且医患之间还要明确一个理念，那就是在整

个治疗过程中，手法只是一个方面，患者自身平衡功能锻炼，尤其是腰腹肌的力量和协调性锻炼是至关重要的。滑脱并不可怕，治疗贵在持之以恒。

当然，痿证所涉及的病种和证候范围是极广泛的，远不只是脊骨滑移、下肢痿软一项。但"治痿独取阳明"，这一论断是高屋建瓴的，指导了千年的临床实践，医家的诠释、发挥、演绎数不盛数，自然也不会少了我们外治法的身影。手捧经典，面对着先贤的智慧与经验，以古喻今，广思、勤习、实践，其乐无穷。这也正是中医的奥妙所在、魅力所在吧！

太冲脉

　　奇经八脉维系周身，溢蓄气血，治病用之，效宏力专。

　　"王大夫，向你汇报一个好消息，我来例假了！今天上午来的，真是太谢谢您了！"患者小杨在电话里兴高采烈，"我昨天就有感觉了，跟以前要来时一样，小肚子胀胀的，向下坠，今天上午就来了。您瞧，按摩还真管用！"

　　拿着电话，我也十分高兴。像小杨这样的病人，现在能来按摩治疗的的确不多见了，而且，这么快就见到效果也是我始料不及的。还真得好好总结一下。听着她不停地感慨和感谢，我向她嘱咐了些避风寒、勿劳累、保持情绪稳定之类的话，约定了经后三天继续治疗。

　　小杨今年三十四岁，十个月前体检发现子宫内有一不明肿物，在医生的建议下做了宫腔镜手术。手术很成功，肿物经病理检查也属良性。可是，从那时起，小杨就闭经了。十个月里，她去过很多大医院，做了 B 超、内窥镜，查了激素水平，都没有发现大的问题，只是子宫内膜变薄，被诊断为子宫性闭经。诊断是明确了，可治疗起来却困难了。本来，按常规，闭经使用雌激素治疗效果是不错的，但她的雌激素水平并不低，一些医生并不建议她服用激素药物，她本人也对这类药物心存抵触。可其他药物似乎对她不管用，医院没少跑，药没少吃，都不见什么起色。她也喝了三个月的汤药，没效果也就停了。这回，她是陪着同事来我们医院治疗腰扭伤时知道按摩也能治一些妇科病，于是想试试看，便找到了我。

记得第一次接诊，听着旁边同事介绍着她那厚厚的病历和检验单，我也有些"头大"。说实在的，单子上有些西医学的报告我也不是十分清楚，得回去查查。像她这样十个月病程的闭经我还真没有什么把握。小杨是个很开朗的女孩，她笑着对我说："王大夫，你就给我治治看吧，就当拿我做试验了，反正我已经把很多大夫都'治'绝望了，没事。"我笑了，也开玩笑地对她说："谁让你平时老把月经说成'倒霉'的，这下不倒霉更难受吧？"

"是啊，是啊。"小杨向我诉着苦，"这大半年憋得我难受极了，总是觉得头晕胸闷，全身酸痛。还老爱生气发火。有时特想喝水，可喝完又肚胀恶心。春天时脸上还起了斑呢，郁闷死我了！"一边和她聊着，我一边默默地记住了她的各种症状。

现在医疗服务已经很完善了，病人有了更大的选择空间，再加上按摩在妇科病治疗上宣传不够，这方面的病人已不像以前那么多了。尤其小杨这样比较严重的闭经在按摩临床上是很少见的。其实，我也是十分感谢小杨的，年轻人能这么信任我们按摩，不容易！

看小杨的脉象，沉紧而细；听她的语音，虽不高亢却很轻快；触诊腹部，肌肉弹性较好，但腹腔内胀气，两侧少腹压痛明显。她自诉常有低热感，手心热而足心凉，加之前述的头晕胸闷、口渴、起斑、腰腹酸痛等症状，一派血瘀内阻，郁久化热之象。该病病位在胞宫，内有血瘀，阻滞气机，致使胞宫机能紊乱，经水不能依律而行。治疗上，应该多用散瘀行气、调和诸脉的和解之法。内服药物，长于攻补，多用于调理五脏六腑，但在和解胞脉、运行气血方面则缺少直接作用。而我们按摩，既可以运用腰腹骨盆手法直接作用于胞宫又可以通过循经取穴调运经气、通脉活血，效果应该是更理想的。理出了头绪，我对治疗小杨的闭经也有了信心。

在诸多的经脉中，与胞宫联系最为密切的莫过于冲、任、督三脉了。三脉一源三岐，同起于胞中，对妇女的经带胎产诸功能起到了重要的调节作用。奇经八脉不同于十二经脉，十二经脉运行气血，环流不息；而奇经八脉则溢蓄气血，调和诸经。这正如江河与湖海的关系，江河之中，流水不息，动而不止；湖海则随江河水量，多则引而蓄之，不足则溢而充之。所以古人常把奇经称作"海"，任脉是"阴脉之海"，督脉是"阳脉之海"，冲脉则被称为"十二经脉之海"和"血海"。可见，奇经八脉的协调作用远盛于攻邪与补虚，看来，调经血，就得从这奇经入手了。

手法治病的另一大特点就是能够集治疗力于一点，与其面面俱到，不如直取要冲。小杨这毛病，"要冲"就在于冲脉了。女子以血为本，闭经之主证也正是经血不行，有"血海"之称，总领十二经的冲脉自然是关键中的关键了《素问·上古天真论》说："太冲脉盛，月事以时下。""太冲脉衰少，天癸竭，地道不通。"这里说的"太冲脉"，即是指冲脉而言。小杨之病，不是冲脉衰，而是冲脉溢蓄功能失调，未能发挥"血海"主持经血运行和保持胞宫生理节律功能的结果。既如此，手法治疗上就应集中"力量"于冲脉这一关键点，一旦冲脉调和则诸脉和谐，诸症可解。

《灵枢·逆顺肥瘦》中云："夫冲脉者，五脏六腑之海也，五脏六腑皆禀焉。其上者，出于颃颡，渗诸阳，灌诸精；其下者，注少阴之大络，出于气街，循阴股内廉，入腘中，伏行骭骨内，下至内踝之后属而别。其下者，并于少阴之经，渗三阴；伏于出跗属，下循跗，入大指间。"《奇经八脉考》说："冲脉者，起于少腹之内胞中，其浮而外者，起于气冲，并足阳明、少阴之间，循腹上行至横骨，挟脐左右各五分，上行大赫……至胸中而散。"可见，冲脉上至巅顶，下至足跗，广络周身。而在体表可及之要点在于三处：中间少腹之"气街"，即以气冲穴为中心的腹股沟区；在上则布散于胸胁；在下则出于内踝，行于足跗。于是，在为小杨治疗时，我将绝大部分的精力作用于这三点上：按压气冲，连续点按腹股沟区并配合揉腹；连续按压三阴交—太溪一线，点揉太冲、公孙；分推胸肋，直推胁肋，擦大包。此外，为直接作用于胞宫，我还选用了叩击腰骶、振颤八髎、搓揉胞肓—秩边等手法。由于小杨瘀阻时间较长，我在手法运用上刺激量也较大。说来惭愧，治疗之初，小杨同志就向我提出了抗议，她身上有几处已经被我按得淤青了！没办法，为治病，忍忍吧，我还没练到力透蹊谷而皮肉不伤的境界呢。

　　小杨是治疗八次后月经来潮的。其实在第二次治疗后小杨就跟我说，她已经有感觉了，白带也见多。值得一提的是，在第六次治疗时，她对我说前一天晚上她的小腹特别痛，严重时几乎不能行动，直到清晨才好转。那天我摸她的小腹的确很硬，耻骨上缘压痛明显且拒按。当时看她这么痛我有些紧张，不知是什么原因，减少了腹部手法并建议她去查查有没有膀胱结石。不过后两次治疗时疼痛就消失了。现在看来，那次疼痛是经气运行，经血内动引起的，是个良性的反应。

　　这虽然是一例个案，但我心中还是有些小得意的，毕竟，通过我对奇经八脉的再思考又为一个病人解除了痛苦。的确奇经八脉是一个神秘的领域，在医学上或气功上，我们提及的大多是任、督二脉，对其余各脉似乎研究过少。就我的想象而言，按"取象比类"的思维方式去类比人体与地球，任、督二脉就如同本初子午线，带脉如同赤道，维脉与跷脉如同经线，那冲脉呢？就是地心轴线了。当然，这只是个比喻，对于具体治病没有太大的指导，是否恰当也值得商榷。但有一点是肯定的，奇经八脉是经络系统极其重要的组成部分，那里有一片广阔天地，大有可为。

取穴・技法

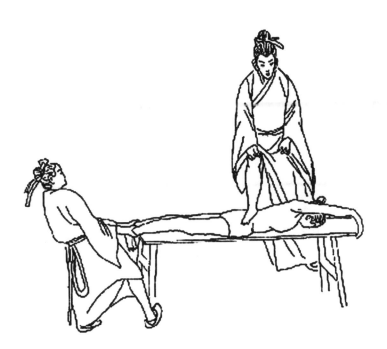

掌下风光

　　闭上眼睛，指目之下是一片异样的风光。不同的景致同样的精彩。

　　北京人把"摩"字读成"摸"的音。对此，我是有些反感的。直到一天听一位著名的理疗学教授讲课说，英文的massage 源于北京话的"摩娑"。我笑了，不敢苟同，想是戏说吧！堂堂著书立说的理疗专家也这么调侃，我又何必为一个字的发音耿耿于怀呢？怕是盲人的自卑在作怪吧！这么一想，我发现咱北京人的"摸摸"却是挺有深意的哟。我辈目盲，却能在医界立足，不也是因为我们善于"摸"吗？

　　中医讲有诸内，必形之于外。明察病证就得有那知常达变，同中辨异的本事。明眼人靠观其形，察其色。我们盲人呢，只能凭手了。古人说，指目之下有乾坤，说的是脉学。可烁烁的指目只观寸口一脉岂不可惜？人体三百六十穴，三部九侯脉，以及那无数的肌性的、骨性的标志，变化莫测的反应点和病灶，不都是我们掌中的世界吗？五尺身躯在我们的指下同样神秘庄严。

无论明盲，要想做一名按摩医生，第一关就是"摸"。正骨八法"摸、接、端、提、按、摩、推、拿"中第一法就是摸。粗大的骨节，强健的肌肉只是最最基本的触诊。我们要体察的远不是粗犷的线条，而是那经，那脉，那穴，那皮肉筋骨，那气血流变，等等。我们把人分成四肢百骸，五脏六腑，可我们要触及的绝不是这些如积木般垒放在一起的单元。我们要触摸的是那如环无端的流动和网织下的瞬变。这些，或细小如丝如风，或深藏难觅难寻。"得气"时穴间会有气血的鼓荡与收摄，"力达"时更有表里内外的相互呼应。触摸间便可大局在胸，变化掌握。这可真不是一件容易的事。我想，盲人是具有一些先天优势的吧，至少，可借此以弥补视觉的不足。

一位文学家曾这样询问："你们那用触觉和形状组合成的世界是什么样的？"其实，那是一片同样的天地，只是，在"熟视无睹"下，大家难以体会更多的精彩。于是，在我上课时，我常会鼓励那些有着健全视力的学员："闭上你的眼睛仔细触摸，指下的东西是不是放大了？清楚了？"回答我的总是惊诧的轻呼和兴奋的肯定。

心手相连，绝不是一个文学意义上的词汇。现代医学证明了，手在大脑上的反射区是最大的。而我们的祖先早就发现，心手的关联，并以此命名了相关的经络。这里，我想说明的是，并非明眼人的触觉就不如盲人。也许，盲人具有先天的优势。因为，那是出于无奈，是感知体系形成过程中更多地利用了触觉罢了。但，只要用心，触觉的敏锐是随时可以开发，可以绽放的。如果不信，就请你闭上眼睛，吸一口气，再慢慢吐出，然后，把手放在自己的脸上。你会惊异地发现，即使是最细小的纹路和毛孔你都可以清晰地体察。那细腻的质感远丰富于每日镜前的熟识，对不对？

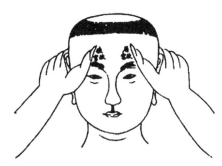

《厘正按摩要求》推坎宫图

其实，我是不必刻意去为我，以及绝大多数盲人学按摩寻找什么理论依据的。造化用他那无形的手极自然地把我们安排进了这个圈子。当然，盲人可干的事儿很多很多，从软件设计师，到音乐家、律师、教师，甚至饲养员。九成以上的就业率和他们获得的社会普遍认同证明了这一切的合理与合适。

我常自嘲："无论做盲人，还是做按摩医生，我都是半路出家。"也许正是这种半路出家，让我对盲人按摩有了更深的体会。我们看似信手一摸的动作其实满蕴含着多年的文化积淀和功力蓄积。它是一门最古老的医疗方法，古老得你必须拥有同样古老的知识作为底蕴；它又是中医学中最具活力的一支，常常把最新的现代医学成就利用；它激发人体最原始的健康能力，又能把本属于心理学范畴的医患和谐的治疗力极致地发挥，等等。这是一个古老而又正焕发着青春的领域，走进它，是我正确的选择，也是我的幸运。

虽然患有先天性视网膜病变，与许多盲人相比，我是幸运的。在我彻底失去视力前，我读完了小学、中学、大学。记得1992年，当我拿到湖南财经学院的毕业证时，我没有喜悦，没有成功的自豪。我无奈地承认，我得到的只能是一纸文凭。我的视力已降到了0.05，勤能补拙的信念，笨鸟先飞的执着只能助我完成知识的学习却不可能助我从事这几乎完全依赖视觉的工作。于是，我开始思考我今后的路。回忆初中时，年老的、早已目盲的病友们让我早学按摩的规劝。但，一切都不晚！按摩要有敏锐有力的手，更要有扎实广泛的文化基础和澄静开放的心。相比十五六岁时的少年懵懂，我会多些领悟与洞察吧。于是，我半路出家了，并且如鱼得水，一发不可收。

闭上眼睛，不是我所愿，但既然闭上了，那就用手掌去游历吧。掌底风光无限，心中乾坤朗朗，好不精彩！

曲蓄有余

就像盲人走路，找到六方九节处处有余的感觉，就找到了深透力的特质。

曾经看到李仲轩老人讲的一段故事，颇有启发。那日，李仲轩问他的师父，著名的形意拳大师尚云祥，为什么练拳时经常要在伸手不见五指的夜晚？是怕被人看见吗？尚云祥这样告诉他说："练形意，不是让你练拳头而是要练周身一家的感觉。见过盲人走路吗？前后、左右、上下六方，肩、肘、腕、胯、膝、踝、尾、颈、项九节，处处都在动，处处都留有余地。用不上眼睛时，你才会找到感觉。"

可不是吗！我们盲人走路时，因为怕撞到东西，每一步都是小心翼翼，处处留劲的，不会一味前冲或直往不收。盲人走路不方便，人们经常看到盲人磕磕绊绊，但肯定很少见到盲人跌倒，就是这个道理了。大师就是大师，比喻得太恰当了。中华文化的方方面面都是同宗同源的。比如我们按摩与武术中的内家拳，就可以说是息息相关。我们都讲究内力的修为和发力的技巧。训练的方法基本是一样的，只是，按摩是治病，武术是技击，目标不同而已。

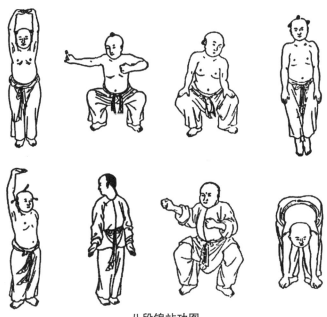

八段锦站功图

经常有人会惊叹，你们按摩师，看起来没多少肌肉，甚至有的女医生还很瘦小，可怎么那么有劲。二百来斤的壮汉被你们轻轻松松就按得哇哇大叫，扳得喀喀作响。而且，你们怎么会干了一整天也不累，还那么精神？这就是功力了。用我们按摩的术语就是手法的深透力。按摩讲求力道均匀、持久、有力、柔和、深透。这十个字是每一个人在学按摩时都要记住的。其中，深透是最终目标，是按摩的境界，也是手法能治病，不伤人的奥秘所在。按摩是中医的分支，同样也讲求

"中""和"。均匀与持久、柔和与有力，看似矛盾，但就是在这看似对立的两方面中找到平衡与和谐点，也就找到了深透的感觉。那就是弹性。

按摩的力不是可以用牛顿、千克力、角度、作用点这些物理学概念来表述的。这是一种富于弹性，源于周身的劲道。著名作家毕飞宇在他的小说《推拿》中，用雄浑、下坠、深入、沉蕴来形容，很是恰当。手法治疗，除了通过中医理论对疾病进行正确的辨证外，还须借助于这可以"行外而达内"的深透力。这个力具有以下特点。

一、深透力是在放松状态下周身一体，一动全动的整体力

这个力不是身体某一部位肌肉收缩的力，而是全身劲道的总和。手法操作，其力不在手，而在周身，正所谓"动根用梢"。劲力的发出，始于足，行于腿，主于腰，循于臂，形于手。就是说，按摩的力道来源于从足到手的贯穿于全身的合力。而手、腕、臂、肩也就是力的循行路线而已，绝非力之发源。

要做到这一点并非易事。日常生活中，一旦用力，必肌肉紧张，屏气努责。此为人人均有之"拙力"。可用于搬抬重物，技击竞赛，却不可用于疗伤治病。用之轻则无效，重则伤人。按摩之力，是去除了拙力的弹性力。是在极度放松的状态下由全身发出的一种绵软、持久的功力。这个力一则柔，

使病人不知其苦，二则刚，能祛邪除病。全身无一处"用力"，却无一处不蓄劲。这就是弹性，是在"松"的状态下形成的弹性的整合。

二、深透力是通过相合来实现的

手法操作，以促进人体达到"阴平阳秘"的健康状态为目的，其本身也是要遵循阴阳互根互用的基本原则。

手法临证，在身法与姿态上须做到上下相应，内外相合，虚实相因，收放自如。于对立中维持动态的平衡与中正。这样才能形成最佳的弹性和整体性。从而也就具有了有效的治疗能力。

治疗中，手法变化多样，转换、移动复杂。但总不外步法的虚实转换与手法的力度角度变化。这都需要很好的协调性和统一性。正如上述，手法之力，是中正安舒，不偏不倚的整体劲力。于万变之中，要保持这种状态，其技巧就在于"相合"。手与足、虚与实、内与外、收与放，把这些看似矛盾的方面统一在整体的操作中，就能产生深透的力。比如，左手取穴而右足实、左足虚。手法变换以移动步法为先。发力之时，必有收劲以引蓄。这都是手法达于深透的具体运用。

由此，我们不难理解为什么按摩医生个个要练功了。传统上，按摩大夫每日上班是要提前半个小时到的，这半个小时不是来打扫卫生的，而是练功。各个流派的按摩医生练的功法不尽相同，但殊途同归，都是为了训练那弹性的深透力。主要是易筋经、少林内功、太极拳、八段锦等。而且，几乎全是桩法。为什么？因为，我们用的是手，力却发于全身。只有脚下的功夫出来了，全身的功夫才能出来。我们不需要开碑裂石，所以也不用练那插铁砂、抓坛子的硬功。我们要的是那连贯、浑厚、绵长的力，所以，我们练习时要沉心静气，稳扎踏实。我们发力也不可像直线一样发出，而是要如螺旋般在每个关节间回旋前进，处处有力，处处可收，处处有余，环环衔接。按摩治疗中，无论需要发出多么大的力道，都不能把"吃奶的劲"都用上，一定要留几分在诸节之间以作为收引和回旋的预备。这样才能保证精准且不伤正气。总之，就是尚云祥大师用盲人来比喻的曲蓄有余了。

中医养生有这样一句名言："气宜直，养而无害，力宜曲，蓄而有余。"精辟，简直是"放之四海而皆准"了。用于养生，用于武术，用于按摩都是实用而富于哲理的指导。真言一句话，盛过万言书。

舍己从人

　　舍己从人，是精神，也是技巧。因为，我们面对
的是血肉有情的人体。

　　病人老李是来治疗脂肪肝的。她是北京一所名校的物理老
师，对于按摩有一些职业性的思考。那天，我给她施腹部的振
颤法。她把我身边的学生小洪叫了过来，说："小洪大夫，你
来摸摸我的肚子。感觉出不同了吗？"小洪是个好学的学生，
跟随我学习的这段时间进步还是很快的。而且，我一直觉得小
洪的振颤法做得不错，在学校里一定是下了功夫的。只是在频
率和振幅上控制得还不理想，显得有些浮。但能坚持操作半小
时以上已经相当好了。他也不止一次通过触摸来感觉我的治
疗。"好为人师"的老李难道有什么发现吗？

　　"共振，小洪大夫，你知道物理学上的共振现象吗？"老
李不愧是老教师了，很会诱导学生，"一个系统受外界刺激，
做强迫振动时，若外界刺激的频率接近于系统频率时，强迫振
动的振幅可达到非常大的值，这种现象叫共振。你给我做的时

候，我觉得你振动得很有力，频率很匀，但都浮在肚皮上面了，振动波进不到里面。可你老师振动得并不那么有力，很轻松，我却感觉一直振到了后背上去了。知道是为什么吗？"她顿了顿，好像正看着我那有点惊诧的表情，说，"就是共振，你老师的振动与我肚子上的振动合成了共振，一波一波地，就把力传进去了。""喔，我明白了，真是这样，我感觉到了！"小洪一声欢呼。

好厉害的物理老师，竟一下子找到了振颤法深透的奥妙。而且，比我教学时说得还明白。我总跟小洪说，振的时候要把力合起来，要顺着前势一波一波地把振动往深处推，小洪总是似懂非懂。被老李这么一点，他应该领悟了吧。别说他，我也从老李这几句话里学到了不少东西。

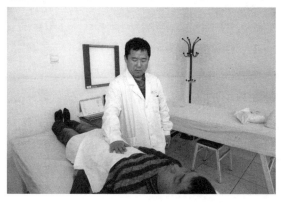

作者工作照（一）

我们按摩治疗，是通过肢体的直接接触来实现的。而机体对内在疾病和外来刺激的反应千变万化。我们不能只凭着自己的判断和思路一味地施术。细心地体会手法反应和机体变化及时调整操作中的方法和量度是至关重要的。对一个医生来讲，手法的熟练与深透是基础的技能，但再好的手法也要用在适合的时机和部位上，与病人病情相吻合。决不能一味地自己埋头苦干而不考虑手下的反应。打个不太恰当的比喻，一个舞者，如果不能因剧情而动，却只顾自己翩翩起舞，再熟练，再有技巧也不会给人美的感觉。

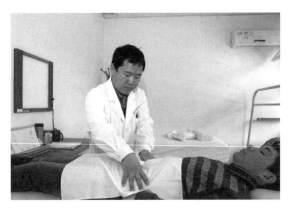

作者工作照（二）

这就涉及按摩的另一个基本原则，舍己从人。这里须明确一个理念：按摩，乃至中医治病，是以外力为导引，激发人体自身的正气和御邪能力，从而促使机体达到阴阳平衡的健康状态。一切治疗都是辅助，病人自身才是关键。我们医生要以助手的心态治疗，而不要自认为是病人的主宰。"舍己"就是要放下我们作为医生的主观判断和顶抗思维。"从人"就是要顺应病人体质、病情和手法反应，适时而变。中医是和谐的医学，这不仅仅体现在理论上，更表现在医患的协作上。就像小洪，常常想着自己如何把振法做好，却忽略了因人而异，忽略了患者对手法的适应与协调，而恰恰这些才是手法有效与否的关键。医患和谐是疗效的基础，按摩深透力在这方面的体现就是"舍己从人"。医者将精力和意念集中在患者及病情上，操作中以患者实际情况为主，因势利导，随机应变。这样的治疗才是最自然，最有效的。

当然，治疗不是被动的，我们要在放松的情况下找到最佳的治疗点、治疗方法和治疗量。比如小关节嵌顿的病人，会有剧烈的疼痛，肌肉处于极度的紧张状态。这时进行关节复位是有难度的。切不可从惯性对抗的医疗角度去思考，你紧张，我就得用更大的、超出你肌肉力量的力来复位。我们可以采用痛点按拿，主动运动的按动法来治疗。或是指挥病人进行深呼吸，在呼吸转换间寻找到最放松的时点瞬间发力整复。这个时候直接对抗常常达不到预期效果，因势利导却可以见到奇效。再如经络按摩中的取穴。看似简单，一指点下去就可以了。但要既有效又无痛苦却是有奥妙的。这就是迎随，也就是顺应病人呼吸节律和肌肉软组织在指下的变化，有节奏地调整施术的量和角度。亦迎亦随，步步深透，这才是见功力的。

可见，"舍己从人"是我们按摩的一项技巧。它要求我们充分利用病人自身的能动性，在医患配合下把手法的效能全面发挥。但这种医患协作、灵活机动的能力却是很难形成和运用的。因为，我们首先要摈弃习惯性的以自我为中心和由我及彼的思维。要做到舍己从人，经验的积累与心性的修养同样重要。

有人会问，这既然就是一种按摩的技巧和方法，为什么要用这么一个富于哲理、满蕴玄机的词？为什么古人要把这一原则上升到修养与品性的高度？是不是小题大做了？这就是中医。中医是一种文化，它总是把精神道德与技术方法相提并论。没有心澈神清，不皎不昧的修养，就不可能形成健行天地的思维和悟性。医术也就无法达于精湛了。那是一个高远的、令人仰望神往的境界。

反映点与反应点

见微知著是诊断之法，经络辨证才是治疗之道。
诊与治互有交叉却各行其道，不可混淆。

这里，我们先来看看两个定义：

反映：是物质固有的特性，即一事物和他事物发生相互关联时，以自身的变化再现他物某些特点，刈客体及其规律和特性摹写、复制和再现的过程。

反应：机体对外界环境的改变或刺激产生的对应变化和活动称为反应。

这两个词，虽然发音相同，含义上却有着"天壤"之别。具体到人体，反映是把体内的变化以某种方式外显和表达。反应则是把机体接受到的外界刺激内传，并产生相应的活动和应对。一个是由内达外，一个是由表及里，是两个完全不同的通路。从概念上讲，似乎是不易混淆的。但，现在某些新"疗法"，新"突破"却有意无意地把这两个近音词给近意了，给许多初学医者和患者造成了思维上的混乱。

见微知著是中医诊断学的特色。中医在形成过程中，受科技条件所限，无法进行解剖生理研究和借助仪器的内窥探查。于是另辟蹊径，以"望、闻、问、切"四诊法诊察体表的"形、色、神、质"各方面的变化。形成了以藏象和经络为基础的完整的诊断体系。望舌、切脉、察言、观色，以表面的细微变化洞察机体阴阳气血虚实的状况，准确、实用，千年不衰。任何内在的变化都会在体表产生某种反映，这是一个略带着神秘的生命现象。现代医学也不断通过神经、内分泌、微循环甚至生物全息律假说等对此进行研究和解释，但尚未形成定论。我们可以确定的是，人的体表存在着大量的反映点，随着人的健康状况而无时不在变化之中。

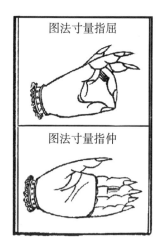
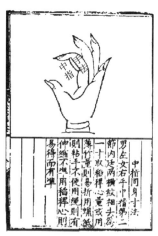

宋代庄绰《灸膏肓腧穴法》指寸图

中医的外治法就是用刺激这些反映点的方式，激发经气，祛除外邪，补益脏腑。然而病有内伤、外感，证有阴阳、虚实，症状更是千变万化，这些"点"的选用，则需要依据四诊的结果详加辨证而定。《内经》中有关篇目比比皆是，尤其《灵枢·经脉》诸篇中对于经络"主病""是动病"等的描述更是为我们进行经络辨证指明了方向。

中医的先贤用精辟的理论和丰富的实践给我们指明了中医按摩及其他各种外治法的发展方向。那就是，细审"反映点"，更快捷、更系统地认知健康状态；详察穴位经络的反应性，更精确、更迅速地消除疾患。但如果把诸如神经、激素、电反射、全息律等概念甚至假说引入中医，把本属于诊断与治疗两个层面的问题混为一谈，把反映点当作治疗点，实际上是将具有灵性的辩证法的中医机械化、简单化了，是一种倒退。

看看践行了千年的中医诊断学。面色、舌象、脉象是观察体表反映点的主导。已形成了完整的经过了无数实践验证的理论体系。可又有哪位医家试图针刺按摩舌体、脉位或面颊来治疗疾病？如果真有人捏拿寸口来调理脏腑，一定会成为笑谈。反映点可以用来验证我们的治疗，却难以直接参与治疗，这是它的性质所决定的。这也是为什么风行的"足疗"无法成为公认的医疗项目的原因。我十分敬佩现代的那些中医大家，数十年呕心沥血，潜心研究掌纹、足底、面相、目轮、耳穴，极大地丰富了中医诊断学，为祖国医学添上了绚烂的一笔。他们是我和所有中医工作者的楷模。但是我认为，直接把这些反映点（或称反射区）用于治疗是不妥的，是违背中医规律的。

稍加分析，我们就可以找到一些规律，我们常用来诊断的反映点绝大多数位于四肢末端和人体的"阴"面。这些部位是经络系统浮现于外的末支，也就是我们说的浮络、孙络、皮部。这些细络分支远离主干，分布极广，对气血濡荣极为敏感，因而也能及时体现机体变化。手足的掌面、耳郭、目膜、面色、舌象及舌下络脉都是这样。但也正因为它们是"细枝末节"，且呈网织样交错分布，对它们的刺激和调整对于经络主干和脏腑的治疗作用就不明显了。穴位则相反，它们大多分布于经络的主干及主要分支上，或是位于诸支节的交叉会聚处，对其进行刺激可以很准确地传入整个经络系统和脏腑内。或许，在不施按压刮刺的情况下，穴位因其深藏于内而难以表现病候，但如能详加辨证，正确施术，穴位的治疗作用是有目共睹的。从穴位分布我们也可以看出，常用于治疗的穴位，大多分布于胸腹背脊四肢关节处，而手掌、足心、

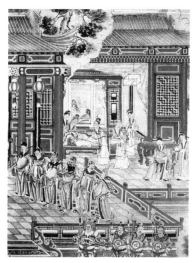

悬丝诊脉图

耳郭、舌体、脉位这些地方，穴位很少甚至没有。其中的奥妙显而易见了。

中医是严肃的科学，不是神话。经络更不是从 A 到 B 的几何线段。从诊断到治疗中间是精密的辨证过程。作为临床医生，我是不太喜欢某些过分的宣传的，尽管是在宣传中医。诸如把正常的中医诊断方法作为"作业术"神秘化，表演各种特色疗法，把医疗当作游戏，很是不妥。再者，夸大宣传单穴的疗效，不问病况体质宣称长期大量刺激某点或某区可以达到神奇的疗效等作法，更是不负责任的。治病如若真的那么简单，何须千年探索？

利用现代科技获取的敏感点——反射区——是医学的进步，也是可以为中医所用的。现代针灸和按摩也常把这些成果用于早期诊断和开拓治疗思路。但这一切都是要在中医辨证思维的指导下进行的。我们面对的是人体，是生命，岂能儿戏！

这里，我还想提个问题，或许需要大量的实验和病例观察才能解决。我们说，阴经主潜藏蕴蓄，我们按摩从来都是对阴经穴位的刺激以平和舒缓为宜，非邪盛病实不敢强施攻泻之法。但现今流行的许多所谓手部足部疗法或自我按摩是以强手法和长时间刺激为主，甚至使用钝硬工具。若恰巧于某穴施以重手法，会不会有损健康呢？

听劲与寸劲

如太极推手中的听劲，用身心去感知病人的紧张度，当病人因呼吸、说话或疲劳而放松时，就要抓住机会快速发力。

曾多次听人说起按摩比赛和手法表演（咱姑且不说这种比赛和表演是否有意义），重头戏都是脊柱扳法。据说按摩师们或抱头或旋腰或牵背，为了增加震撼效果，还特意把麦克风放在关节旁边让大家听到那"喀哒"的弹响。看来，这种扳动关节的手法在人们心目中是按摩的一个极高的境界了。诚然，扳法，在按摩中占有重要地位，极具技巧性和功力。尤其现今，伏案工作的人越来越多，颈胸腰椎疾病已成了临床常见病多发病，脊柱的曲度改变、侧弯、旋扭、关节紊乱几乎成了普遍现象。这时，具有整复矫正功能的扳动手法可以取得立竿见影的效果，并为按摩医生们广泛应用。

我们按摩中的扳动手法，就是利用治疗的力，使处于错缝、紊乱、扭曲的关节得以整复归位。这种方法最常用于脊柱。我们之所以称这种手法极具技巧与功力，是因为，它的运用，不但要遵循物理学上力的三要素——大小、方向、作用点，更要把握好发力的时机并控制住力量的作用距离。这样才能既达于病灶又不伤及周围的关节和筋骨。扳动的方法很多，我们临床常用的颈部扳动法就不下十种，胸椎扳法也有七八种，而腰椎扳法更有著名的"三扳法"。而且，随着与国外按摩术的交流逐渐增加，美式整脊、泰式按摩、骨盆矫正压揉法中的许多特色扳法也让我们的手法越来越充实。但无论怎样花样翻新，扳动法总是离不开这五要素的。

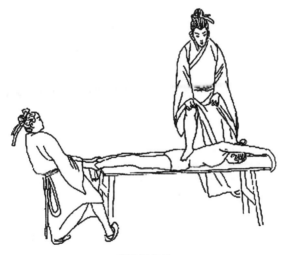

牵引复位法

作用点的定位在治疗中是首位的。要做到手法精确，治疗高效，扳动时定位准确是必不可少的。定位的基本方法就是，旋转扳动时要调整脊柱的屈伸、侧弯、旋转角度，将扳动时的剪切力和扭转点放在我们要扳动的病灶椎体上。牵拔扳动时，同样要调整脊柱屈伸角度，把要扳动的椎体放在折角处，即应力点上。比如腰部斜扳法，患者侧卧位，先屈曲下肢使下半身移动，另一手触摸患椎与下位椎体间的间隙，感到这一间隙拉开时再牵拉上肢使上半身移动，触及患椎与上位椎体间隙拉开后即定位完成。这时扳动的力点就集中在患处了。当然，我们还可以利用手指和垫枕等来辅助定位。比如颈部的牵拔法，就可以用置于颈后的示指托住患椎以定位；提拉胸椎时可以用圆枕顶于患处定位。

　　力的方向也是我们要控制好的。旋转扳动时我们多是两力相合形成剪切，这就要求两力在一个平面上，这样形成的合力才是集中的。比如斜扳腰部，推肩与压臀同时发力且要处于同一个斜面上，这样力才不会散。纵向牵拔扳动时力量的轴一定要与脊柱纵轴重合。至于力的大小，就要根据病人的体态、肌肉力量、患椎紧张度等具体情况而定，总之是中病即止，不可太过亦不可不及，这就需要经验了。

　　做扳动，病人是会紧张的，而在紧张状态下发力是容易产生副作用的。因此，治疗中我们要尽可能地少对抗，多迎随。这就是扳法的更高境界——掌握时机。无论是旋转还是拔抻，病人因疼痛或自我保护总会肌肉紧张，与医者对抗。这时，不要想着用更大的力去抵消，而应寻找和创造最佳的发力时机。如太极推手中的听劲，用身心去感知病人的紧张度，当病人因呼吸、说话或疲劳而放松时，我们就要抓住机会快速发力。这样的机会常常是瞬间的，因此细心体察与果断发力的反应时间是极短的，这需要我们学会用视觉以外的感知去体察病人微小的变化。当然，我们也常常会利用与病人说话的方式，让病人主动运动或被动晃动相关肢体来使机体放松。最常见的是让病人深呼吸，在呼气末吸气初发力。因为这时呼吸转换，人体最松弛。可无论什么方法，抓住瞬间的最佳时机是"正其位而不伤旁侧"的关键。

我们知道，关节的紊乱与错缝只是关节面对位关系发生了改变，并不是完全的脱位或分离。脊柱小关节的紊乱其错位多为1毫米~3毫米。即使像骶髂那样的大关节发生错位或半脱位，其错动也在5毫米以下。因此，扳动发力时，一定要掌握好力量的长短，即发力的距离。过长的力会造成关节的反向扭屈和肌肉、韧带的过度牵拉，对于处在非平衡状态的患部来说，是极易造成副损伤的。为此，我们按摩医师在练习这一手法前都要学会使用"寸劲"，即短促可控的爆发力，"发于一点，力透筋骨"。把力量集中在一寸左右的距离内，发出即收，形成弹性。若是发而不收或发不及收，就很容易伤人了。以前有报道说，某理发师想给顾客治疗落枕，却将颈椎扭转错位造成截瘫，就是力大不收，不会运用"寸劲"的结果。这个可控的短促力是要经过训练，能够很好地运用周身力量和协调诸多拮抗肌肌群才能具备的。正如老大夫们常说的，按摩总得留得三分力在后。不留余地地发力那是打人，可不是治病。

回到开头，我们需要明确的是，扳动法只是临床按摩中的一类方法，其力专效高，却不是包治百病，有其相应的适应证和使用范围，必须在中医辨证思维的指导下施术，切不可滥用，更不能把它作为自显医术高超或哗众取宠的表演。那是对患者不负责、不尊重，也是背离中医精神的。

看来，那"咯哒"一声，可不是简单一拔一旋就能做到的，那至少需要作用点、方向、大小、时机、力矩等五要素的密切配合。正如那天给一个瑞典来的朋友治疗腰扭伤，我利用坐位旋转复位法给他解除了小关节紊乱。那腰部清脆的弹响和随之而来的轻松让他惊异兴奋，连呼"功夫，功夫"。什么是功夫？正如那"功"字，功夫就是技巧与力量的完美结合。

放松的妙用

轻松，是按摩创造的美妙感觉，我们更要好好地利用它。

在诸多医疗手段中，我们按摩是最具"轻松"效应的。首先，按摩时医患有着密切的肢体接触，这种带着些"原始"味道的方式极易触发人们的潜在感知，并产生愉悦感。再者，按摩需要一定的时间，医患之间有足够的时间和空间进行身心交流。而其他疗法在这方面是无法比拟的。我们在医院看到的大多是，大夫们忙得不亦乐乎，哪有时间与病人深入地交流，三两句话，几张化验单和药方就匆匆而过，怎能产生放松的感觉？当然，最重要的一点是，按摩本身就是以放松和缓急为疗效标准之一的。多数疾病，我们都是以患者治疗后舒适为目的。人们都知道，精神放松可以使肢体放松，反过来一样，肢体放松了，精神也会放松下来。这就是为什么忙碌一天后，做做运动反而会感到身心轻松的原因。而我们按摩，可以从身体和精神两个方面同时施加治疗力，从而触发患者美妙的内在快乐感。

既然我们按摩医生有如此的先天优势，那不去好好地利用就太可惜了。所以，一个有经验的高水平的按摩医生，是要把健康宣教和思维引导融入手法治疗中的。在治疗产生效果，病人全身心放松的时候告诉他如何面对疾病，如何养生保健，如何摈弃负向的思想建立起乐观向上的思维方式，将会事半功倍。而这种引导对于当前疾病的治疗也是极为有益的，可以大大地缩减治疗时间。事实也证明，那些态度和蔼、循循善诱的医生治疗效果也特别好。

记得有一本杂志叫《按摩与导引》，名字起得非常好，古人就是把按摩与导引共列，常常相提并论的。可见古今医理是相通的，只是解释的角度有所不同罢了。（不过，最近听说那个杂志改名了，换了个很现代的刊名，挺为它遗憾的。）

不知有没有人想过，为什么众多媒体中电视广告是最昂贵的。前几年炒得沸沸扬扬的广告"标王"都是电视广告。当然，这不包括那些放在公交车和地铁里的移动电视广告，那与电视广告不可同日而语，甚至还赶不上好的杂志广告标额。

要回答这个问题，就要从人的心智，也就是意识的层面进行分析了。人的心智分为两个部分，意识和潜意识。潜意识就像电脑一样，控制了你身体运作中的自动部分，比如心跳、呼吸、血压、消化、情绪。这些就如同我们天天使用着的计算机，完全是自动的，并且有一些记忆和诠释的功能。但潜意识始终只是一个程式，不会思考，不会分析，或是替你做任何的决定。而与之相对的就是意识了，也就是我们熟知的思考。如果说，潜意识像一部电脑，那么意识就是一名电脑工程师了。它把一些好的或坏的习惯程序输入电脑（潜意识）中，潜意识便依此进行运作。也就是说，潜意识是无条件地接受意识的传输的。更清楚一点说，潜意识就是我们最原始的脑，在我们一出生，由于遗传和其他种种因素，它就被设定，并成为我们情绪、智力、情感甚至体力的根源。外界的刺激会不断增加它的贮存量，并触动着它。潜意识是不能分辨和思考的，不会运用逻辑来解决任何问题。它无法区分真实与想象的差别，如果一

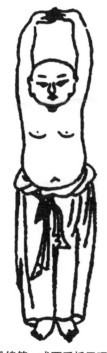

八段锦第一式两手托天理三焦

个信息足够强，潜意识就会认为它是真实的。"谎言说了千遍也会成为真理"就是这个道理。对于一个孩子，他只能对外界的信息无选择地接受，但当他成人后，他就会运用意识的思考去分析和辨别，从而接受或拒绝各种信息的渗入。也就是说，意识可以支配潜意识，潜意识是服从于意识的，无论指令的好坏。正如上面的比喻，电脑很少出错，但，程序员们是经常出错的。对一个人来说，正确地思考，建立起良性的潜意识状态是至关重要的。不

过潜意识并不是单向地接收与受支配，一旦一个指令成为程序并在潜意识中成为定式，就不易改变了。比如，对于美食的诱惑，人们常常明知过食不利于健康却难以自制就是潜意识无法服从意识的例子，从而说明，潜意识一旦形成，意识的指令要改变它却也并不容易。意识与潜意识就是这样，处于相互影响，相互拮抗的平衡中。

潜意识主导着人体内的无意识活动，有着巨大的能量。比如，用电脑打字，我们在最开始的时候总是要想这个字怎么拼写，怎么敲击键盘，可经过训练，打字就会成为下意识的活动，无须思考，自然而然地敲击。再比如弹钢琴、吟诗作赋都存在着潜意识的主导。而负向的潜意识也会对人产生极为不利的效应。比如，抑郁与焦虑情绪，很多人也已经成为下意识的、无原因的、习惯性的了。因此，建立一个良好的，正向的潜意识状态对一个人的健康是至关重要的。那么，如何才能设定一个新的潜意识状态呢？要改变或重新设定一个新的潜意识程序，心理学家告诉我们，最佳的方法就是放松、图像和重复。人的心智如同一个桃子，里面的核是潜意识，外面的皮肉是意识，要影响潜意识，就首先要渗透坚韧的厚厚的意识之墙。当人身体放松、心情愉快时，神经系统的张力降低，"警惕性"不高，外界的刺激也就很容易穿透。相反，人在紧张、发怒、焦急时，自然处于一种应激的、保护性的状态，外界是难以施加作用的。我们早已经知道，对大脑反复施加相同的信息是改变思维的最好方法之一，这被广泛应用于医学、教育等领域，甚至被一些比如传销那样的非法行为所利用。现在，我们就可以回答那个问题了，电视广告为什么昂贵？就是因为它能在潜移默化中影响和改变人的潜意识活动。人们在看电视时一般都是一天最放松、最快乐、最惬意的时候，而那反反复复的宣传和绚目的影像很快就会让缺乏意识保护的潜意识被重新设定。你看，很多人对于电视广告到了迷信的程度，就是这个道理。而地铁和公交车里的广告就逊色多了，因为，地铁里的人们大多正在上下班的路上，精神紧张，身体疲惫，意识处于高张力状态，那些外界刺激就如同撞在了城墙上，无法进入潜意识中，也就难以影响人们的决定了。

目古用兵，攻心为上，中医治病同样以心为主。"心为君主之官，神明出焉。"但，这还不够，心外还有个心包，为心之宫墙，代心行令，为心受过。意识与潜意识，心与心包，中西、古今比照，真有趣！

客主人

単纯性耳鸣,不是大病,却令人苦不堪言。取之"客主人"。

　　读过《灵枢·经脉篇》的人会为一个词的怪异感到不解,那就是"客主人"。足阳明经、足少阳经、手少阳经等多条经脉都有"过客主人"的循行表述。它的解剖位置就在耳前,颧弓上缘有孔处。尽管,经脉循行及主病的论述中有很多生僻字,如颐、颔、颞、颃颡等,但所指的部位,一经解释还是很容易明白的。可这客主人,却似乎另有深意,让人摸不着头脑。后世医家把此处定为上关穴,似乎更好理解了。但古人命此名,绝不会是随心所欲,无根无据的。其中深奥的医理和隐喻着的治疗指向不容我们忽视。

　　耳,是五官之一,有着重要的生理作用,被称为"宗脉之所聚"。耳聪目明是一个人健康和有灵机的表现。而它最常见的疾病就是耳鸣了。耳中常有鸣响,或如蝉鸣,或如潮涌,或如雷滚,令人坐卧不安、心烦胸闷、失眠健忘。虽然算不得什么危及生命的大病，却也给人带来极大的痛苦，困扰着正常的生活和工作。现代医学对这个问题进行了深入的研究，结果却发现，几乎所有与耳、脑、心血管、神经、内分泌有关的疾病都会导致耳鸣。从外耳道的耵聍腺炎，到中耳炎、迷路炎，再到脑膜炎、脑梗死、高血压、糖尿病、甲状腺功能减低、贫血，甚至梅毒，都可成为耳鸣的病因。西医学的一个重大缺点就在于，当一个病的病因过于繁杂时，它就无从下手了。耳鸣就是这样，对于继发性耳鸣，西医通过纠正原发病可以进行间接治疗，但对于单纯性耳鸣，就没有好办法了。当然，现代理疗发明了一种掩蔽疗法。就是利用外源性的流水声或音乐掩盖耳鸣，帮助患者入睡或调整精神状态。其实，这个办法对很多耳鸣患者来说是无师自通的，开着收音机或电视机睡觉是他们最常用的一个方法。但，这个法子短期使用还行，若是长时间这样反而会形成依赖和"添油"式的加大音量，形成恶性循环，并不可取。

尽管耳鸣分析起来复杂难治，但事实证明，越是这种多因素、复杂的慢性疾病，运用中医的整体辨证效果越明显。我们按摩治疗单纯性耳鸣就是一个典型的例子。因为，在《内经》里，古人就用一个"客主人"把治疗耳鸣的机理和方法指明了。《灵枢·五阅五使》说："耳者，肾之官也。"《灵枢·脉度》说："肾气通于耳，肾和则耳能闻五音矣。"《素问·金匮真言论》说："南方赤色，入通于心，开窍于耳，藏精于心。"《证治准绳》说:"肾为耳窍之主、心为耳窍之客"……结合"客主人"这个有些令人摸不着头脑的部位名称。我们就可以清晰地理顺这样一个思路:耳,虽然是宗脉之所聚,虽然与手足三阴三阳经都有着直接或络连的关系,但从功能上讲,离不开心、肾二经。耳为肾之关窍,为肾精所濡养。同时,耳又内通于心,上络脑神。肾为耳之主,心为耳之客,宾主和谐则耳聪脑明、精神振奋、灵活机变。可见,肾精与心气是耳的功能的基本保证。《灵枢·经脉》中那费解的"客主人"一词,不仅仅是指耳前颧弓上的那一个区域,而是泛指耳前,更隐指着这个功能体的生理基础。

从这个意义出发,我们就可以全方位地对耳鸣这个症状进行分析了。若心气不足,髓海空虚,则神失统摄,耳音内达不利;若瘀血痰浊阻塞心脉,则气行失权,耳络为之所蔽;若肾精不足,耳失于濡养滋润,耳内空虚,则生鸣响;若肾阴亏虚,水不涵木,风阳上扰,则耳内风生如潮;若思虑郁怒,心神内动,肾水不能制约,则强客临主,上扰耳鼓,发音如雷;若肾阳衰惫,阴寒内盛,则心阳受制,主客相离,脑空耳响。无论何种类型的耳鸣,从心肾二经论治都是理法明晰,顺理成章的。

客主人穴,或称上关穴,正是处于耳、目、舌、鼻诸官的中心交点上。上达目系的手少阴心经与循舌本的足少阴肾经,挟鼻的足阳明胃经,贯耳的手足少阳经也恰恰交于此穴,故其对耳疾的治疗作用是毋庸置疑的。事实也证明，按摩手法治疗单纯性耳鸣，上关穴乃是重中之重，是要穴，也是各种手法操作的中心。针对该穴，我们的手法主要有：1. 透热法，示中指面在耳前以上关为中心的耳前区进行摩、擦、搓、抹，透热为度，忌伤皮肤；2. 通经法，运用点按、揉、一指禅推等手法疏通该穴经气，以酸胀得气为度，畅达诸经；3. 振颤法，用示中指点按于上关—听宫区，行振颤之法，使力波达于耳内脑中，从而协调耳内诸器，和运各经。

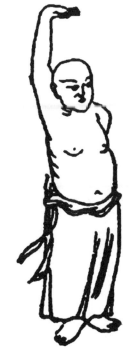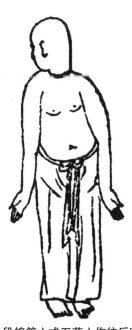

八段锦第五式调理脾胃须单举　　八段锦第六式五劳六伤往后瞧

当然，正如我们见到的，耳鸣不仅仅是一个简单的症状，还关联着多经脉多脏腑。治疗上，单一穴位是远远不够的。因此，除以上关为主穴外，针对耳周、眼周、咽喉、舌根等相关部位经穴的操作也是十分重要的。心系目系，肾连舌本，胃经多气多血，胆经主枢机，三焦司通调。我们要根据患者病况分析辨证后酌情选用配穴，这才是正确的治疗之道。其实，这与现代医学五官科耳鼻喉三位一体的诊治方法不谋而合了。

临床实践中我们也注意到，对于体质较强，突发性的耳鸣，客主人穴常单穴用之就有奇效，但对于体质虚弱，慢性起病的患者，单穴的治疗力就不足了。辨证选用手足少阴，手足少阳及阳明经的相关穴位和部位进行治疗是必须的。也不仅限于耳周，四肢部如太溪、涌泉、内关、神门、肾俞、丰隆等都是行之有效的。耳虽小，却络连周身。无论病因多么复杂，病情多么繁乱，但只要运用整体观念进行辨证，就纲举目张，条理清晰了。

古人行文，厌其繁，不厌其精。字数不多，却把精妙与奥义充分表达。我们如果读惯了那些废话连篇的冗文，读起经典来也常会习惯性地把一些好东西一带而过了，岂不可惜？想那如"客主人"般玄妙的字句必有很多很多，是先贤的机锋妙语，或许也是他们对后人心性与悟性的考验吧！

筋骨一家

顺筋正骨，骨正筋舒。这是伤科按摩的基本原则，
充分体现了中医"五体"辨证中筋骨不分的理念。

中医分科并不细，不过内、外、妇、儿、伤，等等。这与
中医整体观念和辨证思维有关。一个好的中医大夫，大多是
全科的，只是到了近代，在西医学的影响下，中医竟也进行了
细化分科。有了诸如心血管科、肝病科、肾病科，甚至内分泌
科、免疫科，有些舍本逐末了。在这个大环境下，我们按摩也
被分门别类地称为了"软伤科"或"筋伤科"。这虽有些让我
们按摩医生心中不爽，但也从一个侧面表明，按摩在伤科疾病
上有着独到的优势。

传统中医的大伤科实际就是现代骨伤与筋伤的总合。说伤
科，就是筋骨损伤，治疗上因病情虽有正骨与缓筋的侧重，但
两者密不可分。比如，对于骨折脱位，如果单纯地正骨复位，
而忽视对筋肌、软组织的治疗和松弛，常常会造成骨已正，而
关节功能未复、筋膜肌腱粘连痉挛。患者仍然无法达到功能位

活动。骨科临床常见的术后或石膏固定后并发肌腱韧带纤维化、骨化性肌炎、关节僵直等现象就是很好的例证。另外，对于软组织损伤，如果只舒筋缓筋、松解止痛，而不重视相关骨关节的错缝与结构紊乱，即使短期可以奏效却终究难以持久，病情反反复复难以痊愈。现代医学已经注意到了这一点，于是骨科外固定的时间被大大缩短，康复性的训练和理疗也常在术后数天即开始。这大大减少了并发症的发生。而在以颈腰肢痛为主的软组织损伤疾病中，最为著名的要算是脊柱内外平衡学说了。这一学说以现代生物力学为基础，结合传统疗法，简单实用，已经成为以腰椎间盘突出症为代表的脊柱疾病保守疗法的指导原则。所谓内外平衡，简而言之，就是脊柱的椎间盘和小关节及髓核或关节腔的内压力形成了脊柱的内平衡；其周围包绕和附着的肌肉、韧带、筋膜等形成的相互支撑与拮抗的整体性张力结构形成了脊柱的外平衡。内平衡是脊柱形态与运动的基础，外平衡则是动力。只有内外平衡达到一个相对稳定的状态，同时，内外两者之间亦成为一个平衡体时，脊柱才能形态正常，运动自如。这一学说将骨关节与软组织间的协调互用结合考虑，成为西医正骨、物理疗法针对脊柱疾病的一项指导原则。

初次接触这个学说，觉得很是新颖，再加上诸多的生物力学和实验解剖学的佐证，更显高深。但具体到临床治疗的方法，却总不离矫正关节紊乱、放松软组织、解痉止痛等手法与理疗。与我们伤科按摩临床的治疗大同小异。其论证繁复，在我想来，不正是中医"骨为体，筋为用，体用不分""肝肾同源，筋骨一家"理论，甚至百姓所说"打断骨头连着筋"的俗语的现代演绎吗？或许，这一学说的提出是充分参考了我们中医伤科吧？

腰椎间盘突出症是在现代影像学发展下发现的一个新病种。古时虽没有 CT、核磁下的解剖学分析，但早已将此类病症归于腰腿痛或腰痹的范畴加以治疗。所以，在腰椎间盘突出症还作为一个新病种时，大家惊奇地发现，按摩对于这个病有着成熟的疗法和良好的疗效。这正是中医高屋建瓴的地方，是整体观念与辨证论治的神奇。

中医伤科辨证，虽兼顾脏腑与经络，却主要以五体部位和经筋络属为基本。人有筋、脉、肉、皮、骨五体，而伤科病的特点大多是筋骨损伤、经筋瘀滞。骨者，内有腔隙，外体坚固。骨与骨之间形成机关，构成可运动的关节。于是，骨关节形成了一个完整的骨骼系统，是支撑躯体的总框架，并成为运动的支点。同时，骨关节形成的腔孔也起到了保护脏器和骨髓的作用。筋者，《灵枢·经脉》说，"筋为纲"。就是告诉我们，筋（肌腱、韧带、筋膜等）是支撑和形成人体形态的网织结构。且"诸筋者，皆属于节"（《素问·五脏生成篇》），附着于骨而聚集于关节。起着连接骨骼，约束关节，主持运动的作用。可见，二者无论从结构还是功能都是不可分割的。一旦有疾，也必然是同治兼顾的。

针对腰椎间盘突出症，我们按摩也正是根据以上理论，本着正骨缓筋，审症辨证的原则加以治疗的。对于起病急，疼痛剧，甚至波及行动能力和精神状态者，治疗当以正骨为先。此类病人常有歪肩斜胯，行走不利。触之脊柱变形，相关椎体深压痛明显。此时若在关节错位卡压下松筋太过，反而会影响腰部整体结构的平衡，造成瘀无所祛，内压升高，对治疗不利。因此，应当本着"正筋先正骨，骨正筋自舒"的原则，以纠正腰椎错缝，解除关节紊乱，改变骨关节内外诸结构相对关系为主法，常用的有斜扳法、旋转复位法、牵引法，等等。此类方法演化颇多，不下二三十种，但总原则都是矫正关节的不正。在纠偏减压后，再行松解缓急的松筋法，就事半功倍了。这里需要指出的是，如果病人出现行走飘忽、间歇性跛行、大小便失禁或潴留等现象，是脊伤日深，损及骨髓。正骨虽是必须，但当慎之，以免重复损伤。对于久坐伤腰，肌筋痿软，或劳力过度，痉挛僵硬者，虽仍须正骨纠偏，但松筋顺筋，解痉缓急却是重点。

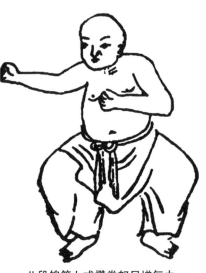

八段锦第七式攒拳怒目增气力

针对僵硬区、结节、条索、痛点进行滚揉弹拨，以解除粘连，恢复弹性。我们临床见到的大多数慢性腰痛的病人，或许拍片有腰椎间盘的突出，但从症状上讲，并非典型的神经压迫，而是筋肌的劳损和弹性减低。这时，适当的正骨手法可以起到点睛作用。但过多地扳动关节并不一定能有效缓解症状，反而会因原本筋软无力而至关节失稳，筋骨同伤了。因此，对于慢性劳损型的腰病，以筋正骨，缓缓图之才是正法。可见，临症辨析，孰主孰次，因机而变在伤科中同样重要。

现代人，之所以会出现如此大量的腰椎间盘突出症和骨关节疾病，重要的一点就是不重视筋骨保养。久坐少劳、形姿不正，致使筋骨俱伤。一旦失衡发作，治疗起来难以兼顾，极易反复。因此，病后治疗只是下下之策，适当运动，平衡身心，防患于未然才是积极的生活态度。古人说"动则生阳""气血旺则筋骨实"，俗语谓"筋长一分，寿长一岁"，都是这个理。

奇穴奇效

按摩治疗中的"穴",是广义的,既有点状的经穴,也包含着线状的、面状的,深浅不一的"穴区"。朴素而神秘。

记得二十世纪六七十年代,中医按摩曾经尝试着以一指禅推法进行手术麻醉,取得了惊人的效果。只是由于社会和医疗界重视不够,未能得以发展。但当时选取公孙穴进行阑尾手术麻醉,选取三阳络进行胸外科手术麻醉都获得了普遍认可,减轻了许多患者,尤其是对麻醉药物过敏患者的痛苦。现在,按摩也常在临床作为术后止痛安神的方法之一。按摩麻醉,没有能进一步得到研究与发展,是一个遗憾,但也从一个侧面证明了,只要取穴准确、手法得当,按摩的疗效是惊人的。再比如我们现在临床常用的一些方法,点天突治疗骶尾部酸胀、点天宗治疗髋部不适、提捻搓擦背部治疗感冒等,用时病人大惑不解,问:"治这儿干什么?又没毛病!"等治疗后立竿见影,又大呼神奇。这都是按摩辨证取穴,灵活施治的妙处所在。

按摩治病，以经络学说和藏象学说为基础。但其辨证不拘于五脏六腑或是经脉穴位。只要是手法可及的部位，均可作为按摩的治疗点。主要的取穴方法有：

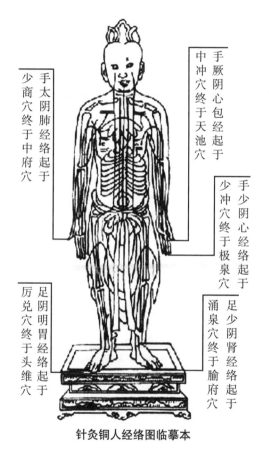

手太阴肺经络起于中府穴，少商穴终于中府穴

手厥阴心包经起于中冲穴终于天池穴

手少阴心经络起于少冲穴终于极泉穴

足阳明胃经络起于厉兑穴终于头维穴

足少阴肾经络起于涌泉穴终于腧府穴

针灸铜人经络图临摹本

1. 根据经络系统"经络所过，主治所及"。凡经行病灶部位的经络，都可以起到治疗作用。如肩部所谓七星穴（肩井、肩贞、肩髎、肩髃、天宗、巨骨、秉风），虽属不同经脉却都

主治肩周炎等肩部疾患。其他如针灸中常用的原络配穴法、表里经配穴法、同名经配穴法，按摩都会适当辨证选用。如点小海治疗腰部屈伸不利，就是手太阳经穴治足太阳经病的同名经取穴的例子。

2. 根据脏腑系统，按摩重视相关脏器所连属的俞穴、募穴、下合穴、交会穴、五输穴等特定穴的运用。如对于膀胱不利，尿潴留的病人，点按足太阳膀胱经的合穴委中常有神效，就是一个经典的例子。同时，按摩还独具其他疗法无法比拟的脏腑直接按摩优势。如食积胃胀者，可在胃脘部做揉拿提按，以助消食。对于便秘者，可直接在降结肠处做推拨提按，以助肠蠕动。对于耳鸣重听者，可运用鸣天鼓、鼓气聪耳等直接针对鼓膜、中耳进行治疗。

以上这些取穴原则充分体现了脏腑经络是一切中医疗法最基本的辨证体系。按摩的特色辨证取穴思路更是另辟蹊径，那就是五体辨证。

以五体为中心的辨证思路是按摩对于中医辨证施治体系的一大贡献。记得在一次按摩高峰论坛上，有同仁问，按摩有没有自己的辨证特点？在经络学说和藏象学说外能不能形成独特的辨证体系？其实，我们按摩工作者早已进行了有益的尝试和探索，其中一大突破就是将五体作为诊治疾病的中心。这也正与按摩治疗直接施术于五体相契合。虽然，五体辨证还没有正式成为教科书中的一个门类，但大家也都在有意无意地运用着。其中有大量经验和理论需要提炼和总结。

五体辨证最核心的一个取穴原则就是，形态、结构、功能相同或相似的部位具有对应治疗作用。比如，肩肘腕与髋膝踝三对关节，结构相类似，在治疗上也可以作为对应取穴，增强疗效的部位。如肩周炎取髋前韧带区的痛点，踝扭伤取大陵、小天心，膝关节屈伸不利取小海、牵抻肘关节等都是这一原则的体现。其实，古人早已认识到了这三对关节之间的密切联系和对人体平衡的重要作用。《易筋经》中各种练功行气的方法，都离不开内外三合，其中的外三合就是肩与胯、肘与膝、腕与踝三对关节的相合为用。再比如，肱二头肌与股二头肌、三角肌与臀大肌、肱三头肌与股四头肌，在形态和功能两方面都相似，治疗上可互相为用，配合局部手法起到疗效倍增的作用。

五体辨证于伤科疾病，重在筋的连属与主治。按摩伤科常见软组织损伤，都归于筋伤一类，临症必须重视经筋的结聚与起止点的治疗作用。如我们临床常用足太阳经筋结于腋下和肩胛的腋后筋治疗踝扭伤后跟腱无力、下蹲困难，就是利用足太阳经筋进行的上下配穴。此时的"穴"就不是一个点，而是一条筋了。再如对于膝关节病，除局部治疗外还需把大量的治疗用于内收肌止点、腹股沟区、髂胫束等部位的肌腱，既避免了局部手法过多造成的肿胀积液，又大大提高了疗效，非常适用于关节肿胀不宜局部手法刺激者。

按摩治疗内科疾病也离不开五体这个中心，将五体与五脏相结合辨证处方，治疗更为直接。我们治病，不是哪儿痛治哪儿，病人咳嗽，我们总不能去揉他的嗓子眼吧！我们按摩就是外治皮肉，内达脏腑。五体是我们的治疗部位，也是治疗力由表及里的通道。其中基本的理论支持就是五体与五脏的对应关系。即依据五行，肝心脾肺肾，对应筋脉肉皮骨。

病人杨某，素体阳虚，卫表不固，畏寒怕热、常感冒、遇风则冷、遇热则汗出、时有眩晕气短。通过分析，我们在治疗中不但选用温阳强壮的手法和穴位，还特别增加了提拿背腰部皮肉的手法，通过疏皮部、开腠理起到了很好的振奋卫阳的作用，治疗后病人感觉良好。

对胸闷、心悸的病人，我们常从血脉入手，或压放气冲、天枢，或拿揉腹部、头面等血管丰富处，从而改善血液循环，消除症状。这些方法，操作简单，广为运用。只是长期以来缺乏理论上的升华和提炼。

五体之中，肢体对角对称现象的临证发挥也常常是按摩"出奇制盛"的法宝。按摩前辈们很早就注意到肢体虽分五体，各有分工，但总在一个共同的协同中心下运转。对于整个人体来说，这个中心在脐与命门之间；对于上肢运动，中心在肘；对于下肢运动，中心在膝；对于头面，中心在脑中；对于胸廓，中心在膻中深面。以这几个中心为支点，全身肢体上下、左右、前后处于一个协同互用的平衡体系中。肢体任何一个部位都和与其对称的部位，无论是横向，还是纵向或是对角、斜对角，形成对应关系，并存在着相互作用。比如，左肩对应右肩，也对应着左髋与右髋；百会对应着会阴；口周对应着肛周；天突对应着骶尾等。这种对应关系虽然不能构成治疗中的主流，但有时可以起到立竿见影的效果。例如腰病，治疗后缓解，尚存骶尾部不适，此处不方便手法施术，点天突立效。再比如，取百会及按摩巅顶治疗痔疮出血；点按抬肩穴治疗对侧髂前区疼痛等。

按摩治病，由穴入经，由表入里，由此及彼，自外达内。这些特色确定了它以经络脏腑为基础，以五体为核心的辨证体系。正是张志聪在《素问集注·官针》中所说："五脏之气外合于皮脉肉筋骨，五脏在中，故取之外合而应于五脏也"。

四正四隅

万物皆生于土，万物皆消于土。这就是脾的特性，
更是百病治疗的法门所在。

念书时，读王雅儒先生的《脏腑图点穴法》，常为一个问
题困扰：为什么先生无论治疗何病，总以阑门穴为始？虽然先
生说："阑门脐上一寸五分。为大小肠交会之处，水谷运化经
过的暂停之所。主通上下之气，为按摩诸症时，必须首先施治
的重要穴位。"但中医是讲求辨证的，若依王老先生，百病无
论证脉，均以阑门穴为起始施治，岂不失于"千篇一律"，有悖
中医宗旨了？

中医的先贤们著书立说，讲经论道，都有一个优良的传
统，那就是，点明却不讲透。从《黄帝内经》到历代医论，无
不给后人和读者以足够的思考与推演的空间。也正因为这充满
挑战、玄妙多变的思考与推演，使得中医历经千年依然生机蓬
勃，从未被一家一派的思想所禁锢。就像这个"阑门穴"，我
们在学会如何使用它之外，还得去思考内在的道理，想通了，

就是一个飞跃，就能增添一份领悟，开拓出一条新路。

我想，要讲明王老先生脏腑按摩法均以点按阑门穴为起始这个问题，就得从脾说起。脾乃五脏之一，位居中焦，五行属土，被称为"后天之本"。从这个"脾"字的造字来看，一个"肉"旁加一个"卑"。这个"卑"可不是卑下、卑鄙的"卑"，而是《易经》所云"天尊地卑"的"卑"。是指脾具有土地的特性，化生万物，承载生命。被尊为"后天之本"，当之无愧。

脾脏的功能，可以用两个词来概括：运化与转承。饮食入胃，必须依赖脾的运化功能才能化生出人体可利用的精微物质。而这些精微物质也须得由脾的转承，升清降浊而输布全身。阑门穴，其上为下脘、建里，下脘者，胃之下部，主腐熟，建里者，脾之所在，运化水谷之地；其下有水分、神阙，水分者，为分开水谷之处，水谷运化至此，清者渗入肾脏，浊者转入大肠，神阙者，原气内舍于肾间的门户。阑门就居于这上下、清浊、升降、外内的中冲要害。其健运、转枢、沟通、协调的作用自是不言而喻了。

就我个人的体会，阑门穴具有很好的调畅中焦、开郁除满作用。点按阑门，指下搏搏而动，与寸口脉相应，却又有所不同。脾胃健旺者，阑门内脉气居中，冲和有力。而脾阳不足者，脉搏沉而濡软，常常沉取方得。脾阴虚而有内热者，脉在浅处，轻压即得，但来盛去衰，有气无力。内热炽盛或宿食内停者，其脉位于皮下，触手可及，数而有力。的确，无论何种

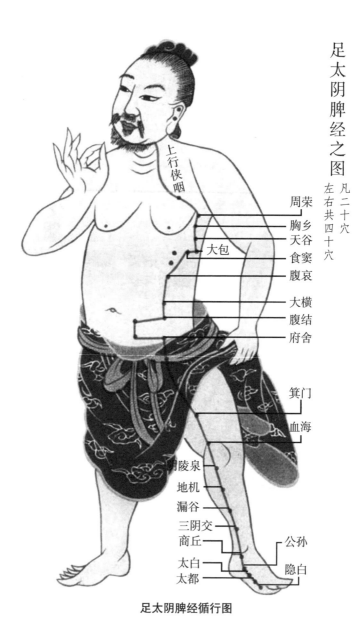

足太阴脾经之图

凡二十穴
左右共四十穴

上行侠咽

周荣
胸乡
天谷
食窦
腹哀

大包

大横
腹结
府舍

箕门
血海

阴陵泉
地机
漏谷
三阴交
商丘
太白
太都

公孙
隐白

足太阴脾经循行图

病理状态，点按阑门，配合以腹部揉、推、摩、拿等手法，均可起到腹软而缓、内里通畅的效果。自古历代医家所述经外奇穴不下千个，而阑门穴能脱颖而出，流传至今，其卓越的治疗作用自是毋庸置疑的了。本人也算是又一验证者吧。

阑门的健脾、转承作用易于理解，那为什么诸病皆须先取阑门以健脾运呢？这就要从五脏对应四时的中国传统文化说起了。五脏中，肺主秋，依次还有肾主冬、肝主春、心主夏。春夏秋冬这四时被肝心肺肾占去了，脾显然已经没有位置。所以，《素问·太阴阳明论》在谈到脾土的时候说："不得主时也。"不得主时，是说不得主于春、夏、秋、冬这四个正时。正位不得，居于四隅。《素问·太阴阳明论》又言："脾者土也，治中央，常以四时长四藏，各十八日寄治，不得独主于时也。"脾土不得独主于时，好像四时都没它的份，可是脾却能"常以四时长四藏，各十八日寄治。"这里的"各十八日"是指春夏秋冬四时之末的各十八日。四时末的十八日即为季月的十八日。因为每时的三月皆分孟、仲、季，如春三月即分孟春、仲春、季春，余者依此类推。

各季月末的十八日所处之位又称四隅，与上述心肝肺肾所处之四正位刚好形成鲜明的对比。脾不主时而旺于四季的这样一个时空特性又活脱脱地呈现出土的敦厚与宽广了。脾土不居正而居隅，脾土不位尊而位卑，可是董仲舒的《春秋繁露》称其为"五行之主"。何以为五行之主呢？因为金、木、水、火不因土不能成，春、夏、秋、冬不因土不能就。脾所主的十八日正是过渡到下一个时的关键时刻。比如由春能否正常过渡到夏，依次地能否正常过渡到秋、冬、春，就要看十八日的寄治情况。这个十八日寄治不好，那就没法施行四时之间的正常交替变换。所以，脾虽不独主于时，可是四时却离不了它。土虽不处四正，可四正都离不了它的参与，这就是运化之枢，升降之机的重要所在，是其余诸脏无可比拟的特征所在。

从临床来看，五脏各司其职，也各有疾患。但无论何脏何腑，有疾必关乎脾，或由脾而发，或延及脾脏。比如肝脾不和、心脾两虚，比如脾肾阳虚、脾肺气虚，再比如"肺为贮痰之器，脾为生痰之源"，等等。想想我们中医的临床，无论内外妇儿、骨伤筋伤，辨证施术，何曾须臾离开过脾土这一枢纽、这一化源？既然如此，按摩治疗，无论何种病证先行运脾，以阑门为机，多法施于中焦要冲之地，就不难理解了。

这里还想加强一点，那就是人的五行属性就是土。《内经》将所有生物都统称为虫，并将虫分为五类，即毛虫、羽虫、裸虫、介虫、鳞虫。毛虫属木，羽虫属火，裸虫属土，介虫属金，鳞虫属水。而人就是裸虫之长。因而，对于人来说，"从土求之"是万法之宗，是根本，是起始，是原点，是必然。

搜检了一下大脑，在我所知的诸家医书中，除了东垣老人的那本《脾胃论》，我竟找不出以脏腑命名的经典医籍。浩如烟海的中医著作，何以脾胃成了以五脏命名典籍的"唯一"？

恐怕不仅仅是巧合或无意吧！

《素问·六微旨大论》云："亢则害，承乃制，制则生化。"当然，阑门穴绝对不是唯一和全部的机点，但它所代表的脾脏的承载、承接和转承为我们的按摩医疗指明了方向。

取穴有道

　　"练功不练拳，如驶无舵船"。医理、功力与技巧
是按摩的三要素，其中取穴之法颇有门道。

　　那日稍有闲暇，正欲坐下小憩一会儿，学生小刘过来说：
"王老师，难得您有时间，就教教我们胃脘痛治疗中的腹部按摩
手法吧。"我点头应允。于是乎，小刘兴高采烈地跳上了治疗床。

　　仰卧位、松开腰带、屈膝屈髋，小刘不等我下指令就摆出
了一个标准的腹部按摩姿势。我笑了，轻轻地拍了拍他的膝，
说："把腿伸直，全身放松。"小刘迟疑地放平了蜷屈着的下肢，
疑惑地问："老师，做腹部按摩时不是要把腿屈过来吗？这样
腹部才最放松呀。"

　　看来，今天的课就得从这儿说起了。我把旁边的小周叫过
来说："来，小周，你来感觉一下，同样的穴位，在不同体位
下有什么不一样的感觉。"先让小周点按着小刘右侧的天枢穴
不动，然后我命令小刘先屈膝屈髋，再伸直下肢，最后略将两
腿抬离床面伸直，反复了几回后，我先问床上的小刘："你觉

得哪个体位下你的感觉最强烈？"小刘毫不迟疑地回答说："我屈着腿时感觉最不明显，伸直了后酸胀感就明显多了，等我再把腿抬高，啊，可痛了。"我笑了，又问小周："你的感觉呢？"小周似乎已略做思考了，回答我说："老师，小刘屈膝屈髋时我就觉得他的肚子特别的软，我点下去没有着力，好像使不上劲儿。等他伸直了，我就感觉到了他腹肌的韧性，点上去正好。他要是把两腿抬起来，整个腹肌全绷紧了，点上去挺硬，可劲儿却下不去了。"

我很是欣慰，对这哥儿俩说："你们的感觉好极了，这就是咱们按摩取穴的技巧之一，要根据治疗目的和部位特点选择不同体位进行施术。当屈膝屈髋时，腹肌是完全松弛的，这时候适合于腹肌过于紧张的治疗或进行深度探查。当下肢完全伸直时，腹部肌肉处于适中的弹性状态，这有利于手法力集中于腹部中层。当小刘把两腿抬离床面时，腹肌收缩、紧绷，形成板状，这时的力也只能达到皮里膜外的脂肪层了。"

我这边讲着，那两个学生又试了起来。"啊，真是这样的，老师，我弯腿时他轻点我没感觉，重力点下去时我又觉得力量都传到腰上了。等我抬起腿时，他点得我生疼生疼的，还有点儿火辣辣的呢。"小刘在小周的不断点按下忍着痛，体会着。

"没错，感觉很好，"我补充道，"这里面的机理其实很简单。你们都知道，只有存在反作用力，我们的作用力才会有效，这就要求我们的手法在每一次操作时都要有一个与治疗目的相应的、稳定的支撑。屈膝屈髋时，这个支撑面下移到了腹腔深层，有利于深层操作和触诊检查。伸直位时，腹部皮肉处于自然的张力状态，这种与人体正常肌张力相一致的韧度使得我们的作用力很轻松地达到了腹部中层，也是我们治疗胃脘痛时需要作用到的那个层面。当腿抬离床面时，腹肌收缩紧绷，我们的手法力就难以深入了，只能积于皮下和肌肉表层了。哈哈，这里顺便教你们一个自我减肥的方法，就是将两腿并拢伸直，抬离床面一尺左右，再大面积地揉腹，就像在案板上揉面一样，火辣辣的，效果好极了。"两个学生笑了。

的确，不同于针刺治疗，按摩在取穴时有自己特定的技巧。也正因为如此，除了现在临床已少用的点穴疗法外，按摩均将穴位所在部位的手法治疗称之为"取穴"，这说明，按摩所谓的"穴"，指的是该穴位所在部位、区域、层次和相关连属。其原则，一则要根据临床需要灵活选取，二则要适合并有利于手法力的发挥。前者属医理范畴，后者则是操作技巧了。

临床上，这样的技巧是很多的，几乎每一个大夫都有这方面的经验，但总结而言，不外乎想方设法提高取穴时手法的深透性和力道的留滞性，同时，要令我们施术者省力、自如。我们知道，手法力是一种弹性力、深透力，是术者基于整体劲力上，以曲蓄有余、发中有收、连绵持久为特点的治疗力。具备了这一功力后，我们还须做到的就是要将这一力有效地留滞于病灶或治疗区域上。这其中的一些窍门可以起到画龙点睛的作用。比如，上面讲的腹部点穴时的体位选择，再比如，对于慢性腰肌劳损者，我们常常选取腰眼穴。对于该穴，单纯的点按、拨理既费力又难于控制。这时，若运用按动的方法就可以事半功倍了。让患者坐位，术者于患者身后双拇指点按两侧腰眼穴，同时嘱患者屈伸腰部，如此动静结合，以患者主动运动引领治疗力的发挥，集中、可控、省力，效果是立竿见影的。类似在主、被动运动下取穴的方法在居髎、膝眼、曲池等大多常用腧穴上都可以很巧妙地运用。

另外，按摩取穴不可套用针刺而只理解成为点、按、压的直线手法，弹、理、捏、拨等手法同样在取穴中起到重要作用，并省时省力、轻巧高效，是按摩技巧性的又一表现。如后溪是八脉交会穴，通于督脉，对脊柱相关疾病的治疗是很重要的一个穴位，针灸中十分常用，可该穴位于第五掌指关节后的凹陷中，这个地方面积小，无论用拇指还是中指，点按起来都很费力、别扭。此时，若改为拇、示指捏捻该区域的肌筋，则既省力又易于控制刺激强度，很是巧妙。再比如对膝关节骨性关节病，鹤顶穴十分重要，但此处皮下组织松弛，股骨与髌骨间间隙较大而圆滑，点按时不易着手，若掌握不当产生滑脱反会造成损伤。此时取穴，可改垂直点按为顺肌腱推理就好控制多了。可用拇指先点按于鹤顶穴上一寸许处，然后再着力从上向下推理至鹤顶，力道着实而稳定。还有著名的肩井穴，我们若按腧穴的体表定位去点按，力道难以深透，可经按摩前辈们改良为提拿手法后，功效大大提高，成为多种疾病治疗的要穴，更成了保健按摩的总收法。

关于取穴的窍门，还有很多，比如太冲、落枕点而向骨缝间隙处推挤较点、揉更为有效；取肩贞穴时，上肢内收位最佳；点风池穴时，力量所指方向应是对侧眼睛处；取膏肓穴时，上肢内旋位最易操作，等等。

《素问·气穴论》说："肉之大会为谷，肉之小会为溪。肉分之间，溪谷之会，以行营卫，以会大气。"并有"溪谷三百六十五穴会"之谓，先贤早已阐明了，那"穴"可不是图画上那些体表的投影点哟。古人所谓"穴位"隐含着部位之意，那是一个立体的概念，它有层次，有活性，相对固定又时刻运行与变化。只有全面地理解了穴，才能真正地掌握按摩中的取穴技巧并推广发扬。要知道，机械地点按和简单地发力是缺少灵性的。

踩跷，通利三焦

三焦是人体内隐藏的通道，踩跷独具疏导之力。

说到踩跷，不由得想起了我的一个同事小高。高大夫曾有两年时间与我共事，我们经常一起值夜班。按摩耗气伤神，尤其是夜间工作，特别容易疲劳，经常是一晚上下来全身酸痛，精神不振。于是，我和小高约定，不论多忙多累，下班前，我们一定要互相"保健"十分钟，各给对方踩跷五分钟。别小看这短短的五分钟，可解决大问题了，踩完之后全身轻松，心情都会好很多。还记得我在湖南工作时，医院搞了一段时间的"送医到学校"的活动，叫"十分钟按摩"。给长期伏案的老师们做治疗。我们发现，最受老师们欢迎的不是细腻的手法，而是大开大合的踩跷。大家都反映，十分钟的踩跷下来精神抖擞，轻松愉快，上起课来都十分兴奋。再联想到现在的许多保健服务机构和洗浴中心，踩跷法也常常是主打项目。为什么踩跷能在放松肢体，愉悦身心方面有这么好的效果呢？

由于踩跷是用足操作，其灵活性和精确性远逊于手法。因而在循经取穴、局部理筋、关节整复、脏腑调理方面不如手法操作那么细致精准。但踩跷有它的长处，那就是接触面积大，压力分布广而均匀。操作以摆动和挤压为主，有利于不同组织结构间的相互分离与摩擦，层次感强。在我们进行踩跷治疗时，不同压力调节下，我们可以清楚地感知到皮肤与皮下脂肪、皮下脂肪与肌肉、肌肉与肌肉、肌肉与筋膜、筋膜与骨关节、关节与关节之间的间隙和它们在施术下的相互移行、相互摩擦、相互挤压。而这些被中医称作腠理、分肉、膜原、关节、蹊谷的组织间隙正是三焦之所在。

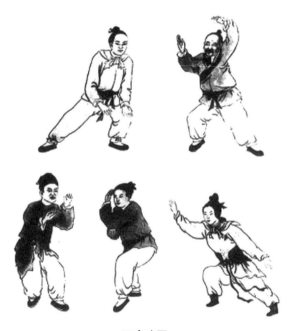

五禽戏图

三焦，是六腑之一。"三焦"一词最早见于《内经》。《素问·灵兰秘典论》说："三焦者，决渎之官，水道出焉。"《难经·三十一难》说："三焦者，气之所始终也。"《难经·六十六难》又说："三焦者，原气之别使也，主通行三气，经历于五脏六腑。"这些经文虽是从不同的角度解释三焦的，但均指明二焦是一个通道，是气升降出入和津液代谢输布的重要场所。对于三焦的形质结构与定位，自《难经》称其"有名无实"后，历代医家存疑颇多，但对其生理功能是公认的，那就是，三焦是人体的一个通道系统，运行水液，通行敷布原气，主持诸气，司人体气化。三焦通行于所有组织结构之间，广布周身内外，虽无特定的形态定位，却具有特殊的整体特性，是人体生命活动不可或缺的重要因素。从功能角度分析三焦本质的含义，是一个遍布全身的，具有输布原气以及进行水液及营养物质新陈代谢作用的"管道"系统。

现代人为什么容易出现周身酸痛、精神萎靡的症状？现在按摩临床与四五十年前已大不相同了。过去人们大多从事体力劳动，生活水平不高。所患疾病多是劳累过度，筋骨损伤，或久虚久劳，正气不足。虚损与筋伤者居多。而现今人们工作、生活方式有了很大改变，长期伏案、久坐久立、缺乏运动常常导致阳气不展、气机不利、代谢缓慢甚至紊乱。虚象、急伤不多，但壅滞、郁结明显。比如长时间面对电脑工作的人，经常数小时不动，全身肌肉筋膜处于高张力状态，运行于这些组织间隙（也就是三焦）中的气机、津液在这种高压力、低动力下就会处于凝滞迟缓状态。"动则升阳"，那久静不动，阳气自然不能舒展，郁滞于各组织、脏腑间，进而影响到整体的水液代谢和营养输布，久之精神活动亦被抑制。于是，慢性劳损、肥胖、三高、神经衰弱等疾病越来越多。这时，通利三焦，疏通人体这个"管道"系统，使阳气舒展畅达于各组织间，并加速水液的代谢和气化过程应是一个很好的治疗路径。具体到我们按摩，踩跷是再合适不过了。

对于三焦这个广布周身内外的大系统，踩跷的大面积、高压强、多层面的揉、压、搓、推、擦可以起到很好的扩大组织间隙、加速气机运行、增强物质代谢的作用。实践也证明了这一点，几乎所有的病人，在踩跷治疗后都会有全身一轻、精神一振的感觉。另外值得一提的是，踩跷法在减肥中的成功也证明了其通利三焦的作用。单纯性肥胖多是因津液代谢异常，内生痰湿留于皮下筋肉间而成。虽与脾胃肝肾等脏腑功能相关，但其表现属痰湿流注之证。而脂肪所留滞积聚之处也正是三焦通道所在，与三焦气化不利密切相关。踩跷法可以通过外在的治疗力扩大组织间隙、促进三焦生理功能发挥，从而加速痰湿的转运和运化。同时，通过加强脂肪与其他组织间的相互摩擦、相互挤压可以加速这些病理产物的分解和分化，起到直达病所，标本兼治的作用。

踩跷法通过通利三焦起到了振奋气机、舒展阳气、加强代谢的作用，临床运用十分广泛。但凡治疗法各有所长也各有所短。踩跷行气通利的功效强，但"过犹不及"，若气化过强，气机运行过快则会造成正气过耗，出现不适。所以，对于年老体弱或素体羸弱者，应慎用踩跷，或循序渐进，否则病人可能出现头晕、气短、疲乏等不适反应。

踩跷之法，古老却极实用，《汉书·苏武传》中就有用足踩背救醒昏迷的苏武的记载。套用广告中的一句话，踩跷可是"简约而不简单"。其实，复杂的现代病并不一定要用复杂的治疗方法，踩跷还大有可为，有待我们去开发。

医理·杂谈

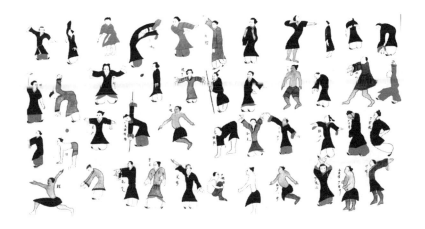

医者意也

"意"，是医术的境界，更是文化的境界。中医之高远博大，按摩之精乎其技，思之辨之，其乐无穷。

遥忆当年，弃财会专长而从中医按摩之道，不觉已十五载有余矣。初时因失明所迫，心中常耿耿。而后初窥门径，虽偏学于按摩一技，却由之悟得中医天地之广阔，意境之高远。于是不敢稍有懈怠，勤学广思，潜心研习，每有小成则陶然自乐、心胸旷然。感恩造化眷我，目盲之疾已不足道矣！幸甚！如今日诊数十人，施术之间详加思辨、慎行诸法。虽终日忙碌，却不敢少违医道。每每稍事驻足，回顾诸案，沉淀思绪，誊记成小文数篇。吾固知意之难明、道之难言，但盼以此寥寥千言以表崇敬之情。愿汇点滴之体悟，片缕之思辨于浩浩医学大流中。吾亦知吾之思尚浅，敢于作文者，明求学之志，言寸草之心耳！亦恳请读者明鉴！

先贤常云："医者，意也。"祖国医学，其理玄妙神秘，其法灵活机变，其医技精悟达。那些源于最朴素的哲学的理论，那些根植于文化和民族个性的洞察力和感知力，那些千变万化的治疗手段，都是"意"的范畴。这个意，实实在在地存在于每个医家的头脑中，却难以言表，模糊莫测。此皆与现代医学技术性、精确性之要求相悖。然二者却能互谐共进，相辅相成者，何也？

"中国凡百学问都带有一种'可以意会不可以言传'的神秘性，最足为智识扩大之障碍。"梁启超先生的这份慨叹有其历史背景和局限性，但以中医为代表的中国传统文化所表现出来的玄虚、神秘、莫测高深却在与日益强大的现代科学实验的冲突与融合中傲然独立，成了横亘百年的辩题。我相信，在人类走入自由王国之前，传统之于现代，意会之于实证的思辨将会持续下去，以至下一个百年、千年。中医与西医，如同这世上诸多自然和人文现象一样，是要长期共存的。保守旧法，拘泥古人固然不对，欲以西方科学的目光与标准来审视、衡量、评价、要求、改造中医，这唯一具有生命力的传统科学，则更是不科学的。常常看到中西医学论辩的文章，犯上述偏执一隅之误者，大多是文人学者而非临床医生。殊不知，一旦临证，疗效为先，中西治法，效者为上，治病救人，何须问一声姓"中"还是姓"西"？譬如按摩临床常见之颈椎病，按摩治疗就充分借鉴了现代医学解剖之研究成果，精确和细化了治疗手法。而西医也从中医按摩的高疗效、低风险中认识到手术的不足，从而发明出很多物理治疗的方法和仪器。这类例子不盛枚举，这种相辅相成的机制自然而成，何需论辩？我所记录的许多对疾病的认知、治法和思路都是在这个自然而然的治疗过程中形成的，里面的中西医理论，是印证、是互补、是前进中的相互提携，绝非妄评孰是孰非！

我曾有幸参与了几个有关按摩临床治疗的科研课题。运作之中，总觉束手束脚，别别扭扭。再查阅相关内科、针灸、药学诸中医门类的科研项目，我发现，大部分所谓中医课题，其实都是西化了。从定题、申报，到审批、答辩，都离不开刻板的程式和艰深的数理。但对于灵活多变，重在体悟与意境的中医来说，这无异于画地为牢。思维禁锢之下的中医还能称其为中医吗？于是，许多所谓的中医研究也就成了中医名目之下的西医研究了。我无意否认这些研究在医学上的成就，我只想说，那是现代医学的成就，要发展中医，要发掘真正意义上的中医，必须尊重和遵循中医自身的规律。简单的套用和"张冠李戴"式的数据统计是会掏空中医的灵性的。其实，中医有其特定的研究方法，那就是浩如烟海的诸家医案和诊籍。那里面记载着医家的经验、思路、辨析和个案。其目的不是让后人照方抓药，而是作为医学资料供参考发挥。中医不否认疾病的共性，但更注重个体的差异和个性化特征。因此，医案虽多，但从不进行"趋同"的数理统计。而旨在提供思维方式、辨证思路和意向分析。我认为，这种以医案的形式表现出的个体分析和辨证论治才是中医"科研"的方向。广阔天地大有所为，千万不要让那路线、图表、数据、比率壅塞住中医的魂。我写这组文章，也是想跳出那本不适合的、"精确严谨"的窠臼，以这种古老的方式与同仁们研习探讨。多年的实践告诉我，学会思考远比学会一方一穴重要得多。

中医之意，除了是一种特定的思维方式、洞察能力和悟性外，还有一个重要的内涵，那就是医者自己的心境与意念。我认为，这一点对于我们按摩医生更为关键。《后汉书·郭玉传》给我们讲了这么一个故事：郭玉，和帝（公元 89 ～ 105 年在位）时为太医丞，多有效应。而医疗贵人，时或不愈。帝乃令贵人羸服变处，一针即差[*]。召玉诘问其状。对曰："医之为言意也。腠理至微，随气用巧，针石之间，毫芒即乖。神

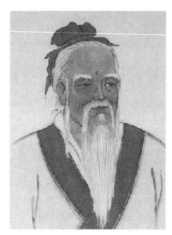

汉代郭玉画像

存于心手之际，可得解而不可得言也。夫贵者处尊高以临臣，臣怀怖慑以承之。其为疗也，有四难焉：自用意而不任臣，一难也；将身不谨，二难也；骨节不强，不能使药，三难也；好逸恶劳，四难也。针有分寸，时有破漏，重以恐惧之心，加以裁慎之志，臣意且犹不尽，何有于病哉！此其所为不愈也。"

---

* 差：音（chài），同"瘥"。——编者注。

我们按摩如同郭玉用针，若心存恐惧，或思虑名利，自然难以凝神静心，心手之间，差之毫厘，谬以千里也。尤其按摩，无论诊查疾病还是施治用法，全赖于心手相通。因此，医者自身德性的修行与涵养，也就是"意"的培育，更显至关重要。记得初学按摩时，无论是触诊查病，还是手法施术，老师们和老大夫们都会不断地提醒我，"气沉丹田，注意力集中"。你若问，按摩的深透力从哪里来？他们也是毫不犹豫地回答："集中注意力，把意念放在手法和穴位上。"这就是按摩以"意"为先的真谛吧！诚然，这是一个难以言表的境界，我初有体悟，虽知言之不全，却仍提笔记之，望能以只言片语的表达与同行们切磋探讨。

自古医文不分，看那《黄帝内经》，哪一篇不是朗朗上口，洋洋美文？这同样也是一个意境，一个超乎自然科学的范畴，进入了人文领域的至真天地。中医按摩于我，也远不是一份职业，一个谋生的手段，而是我人生价值的所在，是我思想之根，性情之源，立身之本。吾爱中医，吾爱按摩，书中行文虽有浅陋，然皆用心所作，盼不至贻笑大方！疏漏之处，敬请读者指正。

因时制宜

四季、月份、节令、时辰，构成了中医的时间医学体系。按摩同样须因时施治。

"春三月，此谓发陈。天地俱生，万物以荣，夜卧早起，广步于庭，被发缓形，以使志生；生而勿杀，予而勿夺，赏而勿罚，此春气之应，养生之道也。逆之则伤肝，夏为寒变，奉长者少。

"夏三月，此谓蕃秀。天地气交，万物华实，夜卧早起，无厌于日，使志无怒，使华英成秀，使气得泄，若所爱在外，此夏气之应，养长之道也。逆之则伤心，秋为痎疟，奉收者少，冬至重病。

"秋三月，此谓容平。天气以急，地气以明，早卧早起，与鸡俱兴，使志安宁，以缓秋刑，收敛神气，使秋气

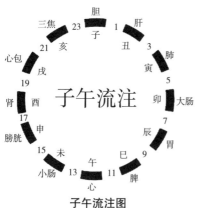

子午流注图

平，无外其志，使肺气清，此秋气之应，养收之道也。逆之则伤肺，冬为飧泄，奉藏者少。

"冬三月，此谓闭藏。水冰地坼，无扰乎阳，早卧晚起，必待日光，使志若伏若匿，若有私意，若已有得，去寒就温，无泄皮肤，使气亟夺，此冬气之应，养藏之道也。逆之则伤肾，春为痿厥，奉生者少……"

这就是著名的《素问·四气调神大论》，也是我最喜欢的《黄帝内经》篇目之一，朗朗上口，医理精奥，是美文，更是大道。古人素来强调要"顺四时而适寒暑"，"服天气而通神明"。认为对自然界阴阳的变化，"逆之则灾害生，从之则苛疾不起"。并以此指导临床，据统计《黄帝内经》中，涉及季节时令的篇目就达五十九篇。可见先贤们对因时而养生，因时而治疗的重视。

中医治疗学有一个重要的原则，那就是"三因制宜"。因人、因时、因地，全面辨证并确定治法。我们按摩自然也离不开这一治则的指导。

春季，少阳气长，万物升发。这个季节，腠理由致密转为疏松，为肝胆之主时。人体如大自然一样显出欣欣向荣之象。但正是因此，春季也是宿病易发，外邪易侵的时候。所以，感冒、面瘫、高血压、哮喘等疾病比较多见。在按摩临床上，春季是疾病多发、病情变化复杂的一个时期，治疗上也须多方考量。此时，少阳气升，少火生气，不可因阳亢而施攻泻，但若补益又易生火伤阴，使阳亢于上。因而在手法选用上，以八法中"和"法为最宜。一是和解营卫，驱邪固表，防治感冒、皮肤瘙痒等。二是调运少阳，使少火生而阳不亢，防治眩晕和高血压等心脑血管疾病。三是柔筋解肌，肝主筋，春季肌肉筋膜得以舒展条达，此时施以手法可以很好地治疗慢性筋伤，如颈肩腰膝的劳损和陈旧性损伤。此时，手法应平补平泻，柔和深透，选经配穴以肝胆二经及诸经筋结聚处为主。

夏季，天气炎热，万物繁华。此时阳气旺盛，腠理开泄，为心与小肠主时。人体在这个季节也表现出气机畅达，阳热炎上的特点。容易出现中暑、血压升高、消化不良、血糖升高等现象。在按摩临床上，我们最常见的夏季证候就是炎热和伤阴。汗出太过，阳气亢上都会伤及阴气。因此治疗上多选用"通"法与"散"法。一是开通腠理玄府，使汗出有度，热从汗出。二是疏散阳气，使气机运行畅达，不致热壅气郁或亢而不下。三是调理脾胃小肠，使津液化源不竭。四是散邪通脉。夏季阳气旺盛，肌腠豁开，按摩时通过疏导开通的方法可以启门逐盗，治疗一些宿疾，比如风湿关节病、痰喘、寒哮等。这也是"冬病夏治"的理论基础之一。手法上要求轻灵舒畅，透达通利。选经配穴多取背俞、诸阳经、经筋、皮部等。这里，要特别指出的是，除非攻邪开郁，不可过用强力手法以防过汗过泄而致阳脱。

秋季，天气转凉，万物收敛。此时阳入于内，腠理收密，为肺与大肠主时。人体在这时也表现出阳消阴长，机能转衰的特点。容易发生咳喘、皮肤干燥、泄泻、便秘等现象。秋季，我们最常见的就是干燥和寒凉。燥邪犯肺或内燥阴伤，就会出现干咳、喘促、皮肤毛发失荣；天气转凉，引动内寒，一些风湿关节疾病也会复发。为此，我们治疗上多用滋阴润燥的补法和通利祛寒的温法。一是润燥滋阴，使金水相生，并荣养皮毛，固卫肌表。二是调运三焦，使水道通畅，上润肺，下滋肾，中行传导。三是温补中焦，秋季清凉，利于消化吸收。及时健运脾胃既可以保证津液化生有源，又可以为冬季御寒藏精做准备。手法要做到沉蕴内蓄，多用温热。选经配穴以肺肾及腹部诸经为主。非有外感，不用开散之法，以防感寒。

冬季，天寒地冻，万物闭藏。此时阳藏阴敛，腠理致密，为肾与膀胱主时。人体表现为阳气收摄于内，阴寒外显，生理机能低下的特点。冬季，寒闭于外，气血运行缓慢，容易出现寒喘、关节疼痛、心悸胸闷等现象，是心脑血管疾病、哮喘、骨关节病的多发期。临床上我们多用温补的手法。一是温肾固阳，使阳气收摄于内，闭藏有度不受外扰。二是滋养肾阴，冬季天地阴盛，宜养精育阴。而且，对于夏季的多发病，如阴虚为本的消渴（糖尿病），夏季严重而难治，就可以此"夏病冬治之"。三是健骨生髓，滑利关节，冬季阳藏阴盛，多卧少动，易损关节筋骨。按摩可以防治寒湿凝滞而生的骨关节诸病。手法操作应当温热内达，沉稳重蓄。多选用任督二脉及脾肾二经。取穴多用关元、命门、肾俞、足三里等补益力强的穴位。手法不可过强以免扰动内阳，也不可擅用开散，以防外寒内陷或伤阳。

当然，这些只是大的原则，中医"因时制宜"的内涵是博大的。比如，人体昼夜阴阳消长有其节律，对于温阳补气、活血化瘀、发汗解表的手法应当于清晨或上午施用；对于滋阴补血、平肝潜阳、安神定志的手法则宜于下午或夜晚使用。再比如，人体气血的盈亏与月相节律也有着关联，《素问·八正神明论》云："月始生则血气始精，卫气始行，月郭满，则血气实，肌肉坚，月郭空，则肌肉减，经络虚，卫气去。"在面对某些呈月周期变化的疾病时，如月经病，我们必须考虑到施术的时机。

另外，针灸学上有个著名的针法叫"子午流注"，就是运用经络流行灌注的节律而行补泻的方法。虽然这一选经取穴的方法在按摩临床上运用得并不广泛，但其对人体经络运行规律的认识值得我们研究与借鉴。

时间医学是一个方兴未艾的边缘学科，中医有着完整的理论与实践。但，我们必须认识到，时间因素只是辨证施治的一个方面，"三因制宜"中人的体质、地域的特点，以及病因病机的不同都会给辨证和选方配穴以指导，夸大甚至神化时间因素，机械呆板地运用时间规律是不科学的。"谨守病机，各司其属，有者求之，无者求之"才是运用之道。

第三状态

治未病，就是要让没有病的人更健康。

我们经常会听到这样的抱怨："平时例行体检，到医院，花了好几百元查这查那的。结果，医生说，都正常，你没病，回家多休息休息吧。等真扛不住了，一到医院，医生又说，嘿，你怎么现在才来，怎么不早来治呀，晚了！"我们在按摩临床，常会对病人说，你看你的颈椎，变形、增生、间隙狭窄、软组织劳损。如果早五年来治就不会发展成这样了。现在治疗，有点迟了，很多病理改变已经无法纠正了。可病人会说，五年前，我也就觉得累一点，睡一觉或休息两天就好了，也没人说我有这毛病呀，咋就迟了呢？

这不是医生在推卸责任，而是现代医学在诊断标准化过程中形成了一个巨大的"中空地带"——亚健康，即第三状态。二十世纪八十年代以来，各国医学界都开始重视这一灰色地带，但限于研究思路和方法，西医学至今未发现其特异的致病因素，现有的医学对"亚健康"的病因和发病机制还"找不着根儿"，因而缺乏真正有效的治疗方法和手段。我们能得到的只是一组组令人心惊的数据，据统计，处于"亚健康"状态的患者年龄多在 20~45 岁之间。美国每年约 600 万人被怀疑处于"亚健康"。澳洲处于这种状态的人口达 3700 万。在亚洲，人们处于"亚健康"状态的比例则更高。不久前日本公共卫生研究所的一项调研发现，接受调查的 1000 名白领中，有 35% 处于"亚健康"状态。在我国，也有机构称成人处于"亚健康"状态的比例高达 50% 以上。

当一个人出现精神不振、情绪低沉、反应迟钝、失眠多梦、白天困倦、注意力不集中、记忆力减退、烦躁、焦虑、易受惊吓、活动时气短、易出汗、腰酸腿疼等症状时，他可能就是"亚健康"了。这时，或许肝功、血糖等生化检查、心电、血压、脑血流图等各种现代仪器检测都无法找出异常，但从中医来讲，阴阳已经失去"平"的常态，到了偏盛偏衰的边缘，已非健康了。

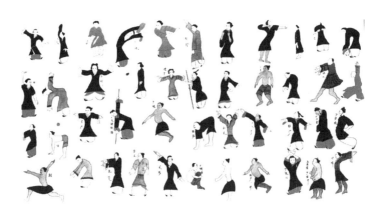

按摩手法，多为平补平泻，无副作用。且操作灵活，整体性强，可以根据病人的实际情况随时加减治疗部位与治疗量。其良好的舒适感不但易于病人接受，也能很好地调动病人自身康复力。目前，很多亚健康治疗中心虽然采用了药浴、放松催眠、气功、运动疗法等多种手段，但按摩始终是该病治疗的主流和必不可少的中心环节。

我们按摩治疗亚健康状态，一般从以下几方面入手：

1. 脊柱按摩。人体躯干后面有全身脏腑的反应点——俞穴，有阳脉之海——督脉。通过对督脉和足太阳经第一、二侧线的手法治疗不但可以行气血，松肌解痉，还有很好的脏腑调节作用。

2. 腹部按摩。胸腹部分布着脏腑募穴。且内为诸脏腑，阴经循行并内外出入于此，故腹部按摩有很好的和脾胃、补肝肾、安心宁神的作用。

3. 头部按摩。头为诸阳之会，阳经之所聚，内藏脑神。其耳目口鼻均与人的精神密切相关。头部按摩的调神醒脑、聪耳明目作用十分明显。

4. 四肢按摩。四肢广布手足三阴三阳经及所络属的经筋、经别、络脉，对全身气血运行有着至关重要的作用。且四肢为脾所主，四肢强健、气血充盛也有助于脾脏功能的发挥。

当然，还是那句话，人各不同，症各有异。即使是亚健康的治疗，也要因人制宜。根据病人表现出的不同症状酌情加减治疗部位、穴位和治疗量。任何一个疗法的有效与作用持久都应以良好的生活工作习惯为基础。平衡规律的饮食、适当科学的运动、良好的工作—放松节奏都是必不可少的。这也就是为什么许多来诊的亚健康患者大呼按摩"成瘾"的原因了。通过按摩的确可以短期内调整全身功能，达到一个舒适的身心愉悦的状态。这种调整过来的机体平衡的保持虽然仍需要坚持治疗，但最重要的是自我调养，改变不良的生活方式，多方陶冶性情，开阔心胸。走出"第三状态"，迈进健康只能靠我们自己。

附：

亚健康自测

对照下面这些症状可以测一测自己是不是有亚健康，或是亚健康到了什么程度了。如果你的累积总分超过 30 分，就表明健康已敲响警钟；如果累积总分超过 50 分，就需要坐下来，好好地反思你的生活状态，加强锻炼和营养搭配等；如果累积总分超过 80 分，赶紧去医院找医生，调整自己的心理，或是申请休假，好好地休息一段时间吧！

1. 早上起床时，有持续的头发丝掉落。5 分

2. 情绪有些抑郁，会对着窗外发呆。3 分

3. 昨天想好的某件事，今天怎么也记不起来了，而且近些天来，经常出现这种情况。10 分

4. 害怕走进办公室，觉得工作令人厌倦。5 分

5. 不想面对同事和上司，有自闭症式的渴望。5 分

6. 工作效率下降，上司已表达了对你的不满。5 分

7. 工作一小时后，就感到身体倦怠，胸闷气短。10 分

8. 工作情绪始终无法高涨。最令自己不解的是：无名的火气

很大，但又没有精力发作。5分

9. 一日三餐，进餐甚少，排除天气因素，即使非常适合自己口味的菜，近来也经常如嚼干蜡。5分

10. 盼望早早地逃离办公室，为的是能够回家，躺在床上休息片刻。5分

11. 对城市的污染、噪声非常敏感，比常人更渴望清幽、宁静的山水，休息身心。5分

12. 不再像以前那样热衷于朋友聚会，有种强打精神、勉强应酬的感觉。2分

13. 晚上经常睡不着觉，即使睡着了，又老是在做梦的状态中，睡眠质量很糟糕。10分

14. 体重有明显的下降趋势，每天早上起来，发现眼眶深陷，下巴突出。10分

15. 感觉免疫力在下降，春秋流感一来，自己首当其冲，难逃"流"运。5分

16. 性功能下降，昨天妻子（或丈夫）对你明显地表示了性要求，但你却经常感到疲惫不堪，没有什么性欲望。妻子（或丈夫）甚至怀疑你有外遇了。10分

生命之花

花瓣雨，曾是我的小患者，也一直是我的小朋友，她让我看到了生命的美丽。

"王大夫，假如你有一张一百元的钱弄破了，或是弄脏了，你会把它扔掉吗？"这是一个十一岁的小女孩给我提的问题。"当然不会，那可是钱啊！"我不假思索地回答。"是啊，我也是这么想的，爷爷说，让我记住这个问题。王大夫，你明白这里面的意思吗？"我正给她按摩的手一顿，恍然大悟。"噢，太有道理了，"然后有点诧异地问她，"你真能理解你爷爷说这话的含义吗？"小姑娘不满地"嗯"了一声，说："我都十一岁了，当然知道，爷爷总是这样自以为是地教育我，其实，这种故事，一点劲都没有。"我的脸红了，是啊，这么一个身患重病，心灵却茁壮成长的孩子，本身就是一曲生命的歌，在她面前，那问题，连同许许多多励志的、自强的故事都是如此苍白。

进行性脊髓型肌肉萎缩症，一种可怕的、几乎无法治愈的疾病，在花瓣雨不足一周岁时占据了她的身体。这是一种隐性遗传性疾病，病因不详，大多在婴儿期发作。表现为脊髓前角细胞和脑干运动核不明原因退变，周身大部分骨骼肌和一些神经根发生萎缩。患儿出现严重运动功能障碍。80%的患儿因呼吸肌麻痹或感染在四岁之前死亡。该病属中医"五软"的范畴，也是死亡率高，难以治愈的疾病。当我第一次见到花瓣雨，得知她已经十一岁并且经历过六次重症监护时，我在心中大呼：奇迹！

花瓣雨是小姑娘的网名。她的父母带她来按摩并没有奢望能通过按摩治好她的病，只是想矫正一下她那严重变形的脊柱。病魔并没有阻挡这孩子的生长发育，她已经长到了一米五三了，但由于肌肉无力支撑和牵引，她的脊柱出现了比较严重的左侧弯。这与她经常坐着写字、画画、用电脑有关。是，和大多数的肌萎缩症一样，她不能行走、翻身、坐稳，甚至扬头，却不会波及手部肌肉和面部的表情肌。据说，她画的白雪公主可漂亮了。她还很爱美，每次治疗完，她都会摸出一把小梳子把头发梳理好才行。

本来，在第一次检查完她的病情后，我就对她的父母说，这病我治不了，也许现在还没有办法治。这是我们医生的无奈，我们天天说治病救人，可我们真正能治的病又有多少呢？她的父母说，他们也不指望能治，只要让孩子知道，家人和医生在努力给她治病，只要能缓解，哪怕有一点点的进展，也是好的。可怜天下父母心啊！于是，我接收了这个特殊的小病号，也很快喜欢上了她。

她是个小大人，好像什么都懂，对什么事都要发表一下意见，也常常抱怨别人把她当小孩子。和所有小姑娘一样，她喜欢追星，她告诉我，她最喜爱的歌星是周杰伦，这并不奇怪，少男少女们哪个不爱这"口齿不清"的小帅哥？可花瓣雨却只喜欢周杰伦那些中国风的歌曲，对那些叽里咕噜吐字不清的歌不屑一顾，倒和我这样的"大龄青年"的欣赏口味很相似。在她的影响下，我也学会了不少周杰伦的歌呢。我们经常一边治疗一边聊天，我几乎要忘记了她是个恶病缠身无法动弹的小孩子。她爱看电视，喜欢陈道明；她聊QQ，自名花瓣雨，打字极快；她爱唱歌，还录下来配上伴奏做成专辑；她喜欢玩QQ小游戏，常为此与家人斗争；她在家自学，总为数学和英语头痛……她每天都要花几个小时进行治疗和服药，还得按着教学大纲、按学校的正常进度学习功课。但她总是乐滋滋地与我谈论她如何"过五关斩六将"，什么做游戏赢了多少币，什么新交了几个网友，什么想办法说服了爷爷奶奶让她多玩了一个小时电脑，等等。我总说："嗨，你这小姑娘怎么天天都有新鲜事，这么高兴！"她却故作老成地说："嗨，天天就这么过呗！"

有一天，她见送她来的爷爷在外面，就小声地问我："王大夫，您的眼睛是怎么看不见的呀？他们不让我问，说不礼貌，可我还是想知道，您不会生气吧？"我笑了，说："当然不会，这有什么关系。"于是把我的眼病情况大概告诉了她。她听完，竟"汗"了一声，突然问我："王大夫，如果让您选，您是愿意像我这样动不了却能看见呢？还是愿意能动却看不见呢？"我一下子被她问住了，耍了个滑头说："都不好，又能动又看得见多好。"她又不满地"嗯"了一声，说："要我，我就选能看见，不能动也没关系呀，还可以坐轮椅嘛，看不见可太惨了。"说完，她又怯生生地问："我这么说您不会生气吧？"我笑了，说："不会的，因为我想的和你不一样，我宁愿看不见，要是动弹不得，可是要被人挠痒的哟！"我假装要胳肢她，我们一起笑了起来。跟这个小精灵古怪一块儿，互揭"伤疤"也这么有趣。

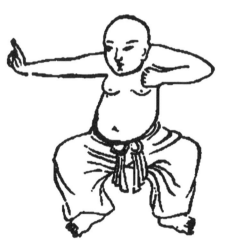

八段锦第二式左右开弓似射雕

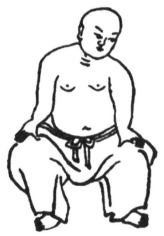

八段锦第三式摇头摆尾去心火

记得有一回，她爷爷落枕了，歪着头和她一起来了，我就先给爷爷治疗。她就坐在轮椅上看着，当我抱着爷爷的头"喀"的一声整复关节时，我听到身后的她"呀"的一声惊叫，声音稚嫩，带着惊恐和关切，让人听了顿生怜爱。我赶紧对她说："没事没事，爷爷这不就好了。"果然，她见到爷爷的脖子直了、能动了，高兴极了，笑着说："王大夫，您真行，吓死我了，我以为您把我爷爷的脖子掰折了呢！""小姑娘就是小姑娘，就是胆子小，"我笑着说，"你下次按摩时再叫痛，我也给你掰一掰。"她一听，连连告饶，说："千万别，千万别，太吓人了，反正我这病也掰不好，您就省省劲吧！"我们都笑了，可我的笑是尴尬的，要是她的病能像这落枕一样一扳就好，该多好呀！可我们却无能为力、束手无策，惭愧！

　　花瓣雨的治疗只持续了半年多就停止了，她不再是我的患者，却成了我的好朋友。我们经常通过QQ和短信聊天，也常发邮件或打电话。她在一天天地长大，她把她的每一个进步都与我分享：她上初中了，一所中学接纳她随班就读了；她入团了；她从轮椅上摔下来腿骨折了；她的伤痊愈了；她去香港迪斯尼了；她的作文获得了全国大奖……时间一年年过去，当初的小女孩现在长成了大姑娘。她说，她的身体越来越好，很少生病，也很少去医院了。她说，她要学电脑编程，等学成了要为盲人设计出更好的电脑软件……从医学上讲，花瓣雨就是一个奇迹，药物、手法、理疗都没能给她帮助，这奇迹是她自己创造的。她不仅给我们展示了生命的力量和美丽，更引导我们去思考人生的价值和意义。于是，在面对一些不堪忍受病痛折磨的病人时，我就会给他们讲花瓣雨的故事，让他们去看看花瓣雨的博客。或许，她仍是个孩子，或许她还说不出那富于哲理的语句，但她那发自生命深处的笑声足以让我们所有人震撼。这是一朵怒放的生命之花，正给我们这些自以为最懂得生命的医生上着一堂动人的课。

浩然之气

　　尊重自然，精诚道义，遨游物外，亲近生命，这就是中医的浩然之气。

　　是什么让中医能如此长盛不衰，走过数千年而青春依旧？那么多的传统医学在时代和科学进步的车轮下湮没，而中医却能跨越千年，并迈向未来？这是一个涉及生命科学、哲学、人文的难题，就我的理解而言，理由至少有一个，那就是，浩然之气，"吾善养吾浩然之气"的浩然之气。虔诚地面对大自然的浩瀚与神秘，真诚地尊重生命与人性的尊严，谨守大医精诚的为医之道。这就是中医最优秀的基因，让她永葆青春，意蕴盎然。正是这浩然之气，如雾如露，把出入庙堂的大医和走街串巷的郎中都笼罩其

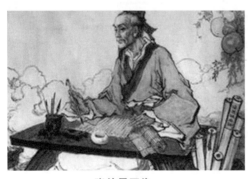

张仲景画像

间，中华民族就繁衍、繁荣在这片天空下。马克思说："自然科学是追求实证的。"但当我们面对生命时，所谓自然科学就远远不够了。世界观和价值观，或者说对自然的认知和对生命的态度，才是医道所在。对普通人来说，这也许有些抽象，但在每一个医者心中，那永远是最坚定的一部分。

历代医家都有着自己的个性，但也形成了一个共性的特征，"不为良相，即为良医"，是对中医医生的赞誉，也给他们涂上了一层神秘的色彩。但你又见到几个大家求官问仕？不事权贵，心系苍生才是既定的轨迹。神农氏不惜生命，遍尝百草；扁鹊周游列国，蔑视君侯；华佗宁死不做曹操的"私人医生"；李时珍一生清苦，为一本《本草纲目》穷尽毕生。是什么支撑着他们矢志不移？这样的发问可以针对几乎所有的大医，做过太守的张仲景，出身贵族的刘完素，富甲一方的叶天士，游医四方的孙思邈……这就是中医，胸怀天下民生，放眼古今未来。个人的富贵、名利、仕途在这宽大的胸襟和广博的仁爱面前，就显得那么的渺小、虚无了。

春秋秦汉以来，中医的思辨无不在阴阳五行的框架内展开。这个可以穿越时空的、看似朴素却又变化莫测的结构支撑着中华传统医学的不朽，也为当今的哲学思考提供了民族性的视角。太极生两仪，两仪生四象，四象生八卦；阴阳互根互用，相制相成；五行生克乘侮；干支相合相属，还有八方六合，星宿节令……这些古老的哲学是原始的，但千万不要把原始看成愚昧与洪荒。历史唯物主义认识论告诉我们，越朴素的也就是越本原的，越本原的也一定是永恒的，那是最接近终极真理的思想，永不过时。伏羲神农、岐黄老庄，是中华的大哲，代表了这个文明的最高智慧，也开创了中医学历史性的至高起点。从这个起点出发，我们走进了自然，走进了生命，走进了为医的境界。

古人画山，山大人小。古人寻药，行遍山水。中医虽以治病救人为己任，却从不敢对大自然有丝毫的不敬，天地宇宙、万事万物我们都投以无限的虔诚和恭敬的目光。"提挈天地，法于阴阳，和于术数"是上古真人的浩然之气，他们不再是面对天地，而是真正走进了天地。即使有了灭瘟疫、活死人的能力，我们仍旧是大自然谦恭的，甚至是卑微的一员。于是，天地山川、河流湖海、日月星辰、风火雷电都在小小的人体中被演绎被映射。人体最本原的物质是什么？是"气"。正如"自然"这个词从字面就可以阐释的，那是原本的样子。这就是宇宙之气，天地万物之气，浩浩然滋养着人类。现代西方哲人惊呼："或许，大自然背对我们的那一面才是本质所在！"他认识到了问题的关键，却仍习惯性地站在了自然界的对面。我们不禁要问，"天地者，一气耳"，那是"真我"的所在，我们就是其中的一分子，为什么不能走进去呢？这就是对抗医学与和谐医学质的区别吧。将有限的人、事化入无限的大自然律动，如此的贴切，如此的实用，如此的彻底，中华医者独步天下了。

崇拜天地的浩荡与永恒，也更
凸显了个体的渺小与短暂。这就赋
予了中医广博的胸襟和淡定的心。
自古医不言利，从扁鹊、华佗到现
当代的许多名家，都从不把金钱与
物质放在心上。从另一个角度说，
那些过于注重利润与物欲的人是成
不了好的中医的。中医没有刻板的
数理和既定的程式。它是讲求辩证
的，是需要驰骋天地的思维和蓦然
闪现的灵机的。但如果欲望太多，

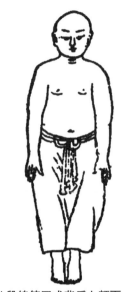

八段锦第四式背后七颠百病消

那思维就会被干扰，灵机就会被风化。很久以前，人们就注
意到了这样一个现象：从古到今，能成为传世大医的，像张仲
景、李东垣、孙思邈、叶天士、葛洪，都是能做到一心一意，
旁无杂念的。他们或是出身官宦富贾，或是遁入玄门，从而坦
坦荡荡，志定神闲。摒弃了物欲与生存压力，才能抱定济世救
人的信念，从而做到澄心研究，恭敬为医。设想一个时刻想着
赚钱，贪恋奢侈与享受的人，怎么可能真正理解生命与人？怎
么可能成为真正意义上的苍生大医？把一个职业融入严格的道
德规范中或许不是中医的创造，但品行决定技能却是中医的独
特现象，值得现代人进一步解析与研究。或许，在物欲横流
中，要保持这份宁静与专一是需要更多的修养与定力的。

中医走过了数千年，经历了战乱与繁华、崇文与尚武、尊孔与敬道，更经受过民族的融合，西学的渗入。可无论哪个时代，中医都如同一个智者，冷眼旁观着沧桑变化，似乎超出于历史与现实之外，却站在了每一个病人的身边，这就是中医的气质，高高在上却又平易近人。时代变迁，社会转型，在它面前只是沧海一粟，千年一瞬。中医只将目光投在那最基本的，也是最人文的生命上。中医为什么能够永恒？就是因为它有这样的大气磅礴。有人为当代的中医担心，担心在这"镀金"的时代里，中医会失去本性。我想那大可不必。尽管，有人打着中医的旗号把演技当医技，把骗术当医术，甚至把无耻当坦诚。但正如千年历史所证明的那样，拙劣的表演和装腔作势的丑态是遮盖不了精湛与仁爱的。的确，医生也是人，也需要生存与物质。但，如果满是铜臭，也就失掉了为医，甚至为人的意义了。没了这份"意义"，我们与那被剪去了触角满地打转的昆虫又有什么区别呢？

药王孙思邈的《大医精诚》云："凡大医治病，必当安神定志，无欲无求。先发大慈恻隐之心，誓愿普救含灵之苦……如此可为苍生大医，反此则是含灵巨贼……夫大医之体，欲得澄神内视，望之俨然；宽裕汪汪，不皎不昧；省病诊疾，至意深心；详察形候，纤毫勿失；处判针药，无得参差。虽曰病宜速救，要须临事不惑。唯当审谛覃思，不得于性命之上，率尔自逞俊快，邀射名誉，甚不仁矣……"浩然之气，跃然笔端。

九五为度

月盈则亏，水满则溢。情志为病，多在苛求圆满，殊不知，知足才是人生健康快乐之本。

九五曰："飞龙在天，利见大人。"何谓也？

子曰：同声相应，同气相求。水流湿，火就燥。云从龙，风从虎。圣人作而万物睹。本乎天者亲上，本乎地者亲下。则各从其类也。

上九曰："亢龙有悔。"何谓也？

子曰：贵而无位，高而无民，贤人在下位而无辅，是以动而有悔也。

这一节可以说是《易经》中最有名的段落了。《易经》中的六十四卦，每卦从下向上共六爻，阳爻称"九"，阴爻称"六"。乾卦六个爻都是阳爻，第五爻就是"九五"，第六爻就是"上九"了。古代帝王被称为九五至尊，正是源于此。这就是中国式的辩证法，阴阳学说的经典论述。乾卦的六个爻，以第五爻的"飞龙在天"为主爻，这表明，虽未及上顶，却是"居上而治"，阴阳和谐。若再向前发展，到了第六爻的阶段，就是"亢龙有悔"，穷则生变了。阴阳处于相互转化的时候，气机动荡，易生灾变，正所谓"极则反，尽则终，不利也"。这一充满智慧的辩证思维指导了中国历史的发展，当然，对于个人的生命与健康也同样具有指导意义。

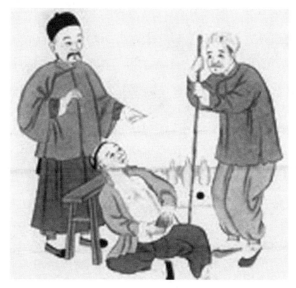

清代拔火罐图

中医对于疾病分为外感与内伤。外感诸病不外感受六淫、疫疠等邪气。内伤杂病不外乎饮食、劳倦和情志所伤。现代人，外在的生活条件远比古代好得多，感受外邪与饮食所伤、过劳的情况已不多见，而由于对物质的追求和工作生活的压力形成的情志为病却远盛于古人。据统计，从感冒到癌症，从高血压到糖尿病的百余种疾病，情志因素占百分之七十以上。美国俄亥俄州立大学的研究人员发现，如果常年处于慢性压抑状态之下，会使血液中葡萄糖和脂肪酸升高，患糖尿病和心脏病的风险加大。中医学早就指出，郁怒伤肝，忧思伤脾，惊恐（紧张）伤肾，悲伤肺，过喜伤心。情志的失控会对脏腑功能产生巨大的影响，我们按摩临床经常可以见到这样的例子。很多人，从事程序设计、市场营销、文字处理等工作，工作压力大，精神紧张，头脑长时间处于思考状态。年纪轻轻却出现头痛、失眠、耳鸣、胃痛、食欲不振、倦怠无力、便秘、腹泻、手足酸软麻木等诸多症状。虽然，我们经过疏通经络，调和气血，增强脏腑功能等手法可以有效缓解各项症状，但难以治愈，病情反反复复。看来，要想从根本上治疗这些疾病，就得从指导病人自觉地调整情绪入手，靠自己了。

我们所处的时代，物质丰富，竞争激烈，古人所说的功、名、利、禄似乎成了一个无所不包的大漩涡，把人们卷了进去。于是，大家不由自主地随着它越转越快。没有最好，只有更好，大家早已忘记了退一步海阔天空，忘记了为什么"九五"是至尊，"上九"就有悔了。古人说，世事艰难，不如意者十之八九。一个人要保持一个好的心态，用最佳的情绪来维护身心的健康，就得有着那九五的精神。凡事，保持适当的度，做到或拥有八成足矣。太高的志向、太多的侵略性和攀比心让很多人失去了真正的快乐，没有了快乐，哪来的健康？生命的意义又何在呢？

"九五，飞龙在天"就是古人在教育我们知足常乐，乐天知命。在我们努力与勤勉之后，给自己一些余地，小憩一下，享受享受周遭的风光，安抚一下心灵的疲惫。面对竞争，面对压力，大度些、开放些，在坏情绪袭来之前提醒自己：八分已是最好，何必多添烦恼？

美国心脏数理研究院的罗林·麦克克拉提博士发现，像爱、感激、满足感等都可以促进催产素的分泌。催产素号称"信任激素"，是下丘脑自然分泌的激素，它能调节自主神经系统，也能调节脑部其他主管情绪和社会行为区域的活动。还可以放松神经系统，从而释放压力。现代科学的研究似乎有些机械，却从一个侧面证明了好的情绪是多么的重要。但要指出的是，这些好的情绪一定是发自内心的愉悦与平静，是人这个生命独具的深度生存的产物。其实，生活的快乐不是以消耗物质的多少来衡量的，而是一种心境、一种修养，是基于知足乐天的生存高度的。幸福不是追求幸福的过程，我们需要更多更好的物质条件，但切不可让欲望太过炽盛，太过张牙舞爪了。让我们更多地流连于生活的点点滴滴吧！

中科院心理研究所的博士生导师罗非说："人的心理和生理就如计算机的软件和硬件，缺一不可。健康的本质就在于和谐。"良好的情绪是健康的"软件"。而在情绪与心理调节上，我们并非无能为力，按摩在这方面的优势也是有目共睹的。我们知道，精神的放松可以使紧张的肌肉松弛。同样，外力作用下的肌肉软组织放松也可以很好地降低神经系统的张力，使得自主神经趋于平衡，从而对中枢和内分泌进行正向的调整。前面说，情绪与心态是健康的基础，主要靠患者自身的努力和修养。但我们也不能忽视手法的治疗作用。尤其在最初消除各种症状，帮助患者努力去纠正不当的情绪和思维方式时，宁心安眠、解郁开胸、清脑醒神、补益心脾等治疗是对病人有极大帮助的。而治疗过程中医患间的交流与导引也常常起到点睛的作用。这也就是为什么按摩成为治疗抑郁症、更年期综合征、神经衰弱等神志相关疾病的重要方法之一，甚至在戒毒、戒烟、戒网瘾方面也被广泛应用了。

人生在世，不可胸无大志，亦不可追逐名利，既要志存高远，又须得随缘而适。真难矣！所以，《易经》第一卦就用"九五"与"上九"二爻向我们阐释了亢必有悔，中则和谐的道理。"清虚静泰，少私寡欲。旷然无忧患，寂然无思虑。"这是嵇康先生的追求，也是魏晋名士的风骨。灯红酒绿，物欲横流中我们更应常常诵读，铭记于心。

体内自有大药

　　最好的治疗是不用药物的治疗，最好的大夫是病人自己，医疗手段只是不得已为之，绝非健康的全部。

　　我经常会遇到这样的病人，在讲述病史时滔滔不绝：去过多少家医院，吃过多少药，又被多少次劝说用新疗法甚至手术。其实，他不过是得了颈椎病、腰椎间盘突出或是膝关节、骨关节病这些小毛病。看着那些饱尝药物之苦却无法康复的病人，我常想，用药难道是治病的必需选择吗？我们应该在

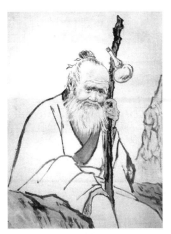

药王孙思邈画像

什么情况下用药甚至用手术？现在的许多疗法是不是用之过当了呢？

　　中医一向认为，人体身、心、神平衡，达到"阴平阳秘"的状态就是健康。身者，脏腑经络，生理活动；心者，情志思

维，精神状态；神者，德性的修为与涵养。三者构成了生命的基石。在这个神秘的人体中，有一个无形的，却是先天赋予的能力——自我康复力。它积极向上，能量巨大，维持着机体的规律运转与整体平衡。它不断指导我们去适应环境变化，还指挥着体内的各个功能体去修复被损伤的组织，代偿被破坏的功能。我们也因这一天赋的能力而得以在这千变万化的环境与社会中生存繁衍。中医养生强调修身、养心、摄神，就是在调动和激发这个自我康复力了。窃以为，古人所谓"真气从之"中的"真气"就是这个康复力吧。

人体有着巨大的自我康复能力，这是不争的事实。小病小灾，像感冒、头痛、腹泻，经常是休息休息，睡上一觉就好了。中医是一种和谐的医学体系，是最注重激发和培育这一能力的，而且把修身养性的自我调动置于医疗的最高境界。对于药物，"是药三分毒"，不得已时方用之。至于伤害极大的手术治疗，中医也曾尝试，却因其背离"中正平和"的基本理念而放弃。因此，中医一向把治疗作为一个适时的辅助，是一个"外力"，这个外力只能通过"内力"，也就是病人本身的康复力来完成效用。这就如一场与疾病的战争，三部九候、四诊八纲是收集情报、分析敌情，施法处方、行针用药就是排兵布阵了。但此时一定要适可即止，身体一旦平复就要及时休养生息。过用攻伐或是喧宾夺主，就会乱上加乱，不可收拾了。古人常把按摩针灸等外治法先于汤药丸丹使用，即使内服药物也只是三五味药，适时加减，中病即止。这就是把调理与调动我们的自身康复力置于攻伐和补益之先的道理了。

但令人担忧的是，现代社会，人们的思维在西医学的冲击下难以领悟到中医这些精髓。稍有不适就惊疑不安，不经确诊和辨析就滥用猛药，甚至直接手术。其伤害之大远盛于原发病。临床常见有些病人头晕呕恶，上肢麻木，一拍 CT，是颈椎病，手术吧！小题大做，本来休息一段时间就可以好的小毛病给治成了大病。要知道，那手术的创伤可是不可逆的呀。再比如前些年，不少病人胃部不适，一做胃镜，见有阴影和异物，于是，或疑为癌变，或恐发展成癌，竟施行切除术。完全有能力自愈的一个胃就仅仅因为可能和怀疑而损伤了。此后的几十年，病人都将因此而痛苦。我们按摩临床常见的腰椎间盘突出症、膝关节骨关节病，滥用手术或置换术的例子可谓屡见不鲜。我们常为这些病人叹声"可惜"。医学不应忘了人是有生命的，那里面的巨大的自我修复能力和代偿能力才是我们医生最需加以利用的。把健康和疾病一起毁掉可不是我们的目的！

对于激发自我康复力，按摩有着独到的功效。根据经络体系外络肢节、内连脏腑的特点，充分利用五体九窍的内属外连关系，通过辨证，按摩可以发挥其整体性强，方便舒适，身心俱重的优势，很好地把机体调节到一个高水平的稳定状态。按摩不是用手将"病"拿走，而是通过对特定穴位或部位的刺激，调动身体的自复力去完成消病强身的目的。这才是中医的高明之处。事实也证明了这一点。按摩治疗骨关节病，虽不能从实体上消灭骨刺、突出物，也不能大幅度地扩大管腔，增加软骨，但却能使筋、骨、皮、肉、脉相互间达到一个和谐的平衡，维持功能，保证正常生活工作。对比证明，按摩对于颈肩腰腿痛的病症，远期疗效远大于手术。而对于"三高"、胃痛、便秘、痛经等内科病，按摩虽不直接针对血糖、血脂、内分泌进行施术，却寓治疗于整体调整中，把机体阴阳和谐，健康向上作为入手点，不但疗效好，还避免了西药造成的副作用和并发症，广为接受。按摩看似原始，其奥妙却是无穷的，这就是按摩生命力之所在。

唯物辩证法告诉我们，外因总是通过内因起作用。治病也是这样，药物、手术、按摩针灸都是外在的治疗力，它们只能通过机体内在的康复能力才能起效。把这"内力"置之不顾，那只能是顾此失彼，越治越病，背离了医疗本意了。我们医生，要摆正自己的位置，我们只是帮助病人维护健康的辅助者和策划者，喧宾夺主只能伤害病人。病人在面对疾病时也必须树立起"主人翁"意识，自己才是自己

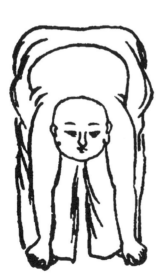

八段锦第八式两手攀脚固肾腰

的主宰，切不可依赖外力，健康需要自己去把握。

这里，有些话如鲠在喉，不说不快。现在许多滥用药物和手术的现象不是医学技术造成的，而是医学产业化造成的。治病救人切不可掺和进"铜臭味"。金钱与利润只能适用于商业领域，如果把商业规则强行引入医疗，那就不免会出现药开得越多越好，手术做得越多收入越高，科研被制药公司所垄断这些怪现象了。更有甚者，欺骗、诱导直至恐吓病人用药或手术，那是对生命的亵渎。请不要让经济任务和金钱来扰乱医生的判断！

骨刺与疼痛

绝对的健康是没有的，人体的中庸之道就是带"病"生存。

经常会有病人在看到自己颈椎或腰椎的 X 线片后惊慌失措，问我们："医生，您看我怎么会病得这么厉害？这么多关节都增生了，还有的地方都搭桥了。会不会瘫啊？"看着他们那紧张的样子，我们总是会安慰他们说："没关系的，到一定年龄有增生是正常现象。"可病人总是望着那自己看不懂的片子，将信将疑。的确，对于一个没有医学常识的人来说，"骨刺"这个词看上去就有些可怕，容易让人联想起"鱼刺"，鱼刺扎一下手也会很痛的，何况长在了自己的腰椎里、颈椎里呢？其实，不仅仅是病人，一段时间以来，我们医生也把治疗颈腰膝病的重点放在了骨质增生、突出的椎间盘、增厚钙化的韧带筋膜上了。这导致了过多使用手术，过分依赖病灶切除和置换的现象发生。临床表明，很多病人是不必挨那一刀的。而且，很多病人在手术后也未见症状有明显好转。这引发了大家的反思。

从伦琴发现 X 射线到现代的 CT、核磁技术的发展，医学有了质的飞跃。作为一直以手摸心会为诊治方法的中医伤科也从中受益良多。许多新的整脊、正骨、理筋手法都是在影像基础上发展完成的。可以说，影像技术把中西医间相互印证、相互补充、相互融合的机制推向了一个更高的层面。从某个角度来说，中医伤科是与现代医学结合最紧密的传统医学门类，值得我们进一步思考。

实际上，人之所以会长骨刺，会有椎间盘突出，会出现筋膜韧带的增厚钙化，绝大多数不是病理现象，而是一种代偿机制的正常反应。就如同干活儿多了手上长茧子，咱们的骨骼如果受力太大也会通过增加骨量来代偿，这就是骨刺了。这些骨质增生在局部可以起到很好的坚固加强和保持平衡的作用，这不是得病了，而是人体生命力活跃的显现。人们在社会中生活工作，环境不同，姿态各异，是不可能保持绝对健康状态的。人之所以可以保持"不生病"，就是因为具有这种代偿的功能。比如，长期伏案工作，低头位，颈椎前部受力较大，所以日积月累就出现了颈椎前缘骨质增生。而同时颈后的项韧带因长时间受牵拉，会逐渐纤维化甚至钙化。这一过程是相当漫长的，而且，绝大多数人不会有明显的不适。所以说，骨质增生是人体对外环境的适应性反应，是良性的，不必紧张。

现代医学也认识到了这一点，通过实验研究发现，骨质增生包括突出的椎间盘，其本身是不会引发疼痛的。即使这些"异物"对周围组织产生了机械性的压迫，也不会致痛。因为，这一切都是在一个相当长的时间内逐步形成的。在形成过程中，局部的小环境，从骨、肉、筋膜，到神经血管都在起着相应的变化以适应和保持平衡。或许，这一平衡状态并不是最完美、最坚固的，但一定是最合适的。所以，虽然几乎所有的人都有骨质增生，许多人都存在着椎间盘的突出和软组织的变性，但大多无病无灾，生活正常。那，是什么原因导致了一部分患者的疼痛呢？用现代医学的解释就是，"增生不会引起疼痛，炎性刺激才是疼痛的原因"。西医学研究指出，疼痛不是某一种特殊刺激所致，任何形式的刺激只要超过一定的程度，都会引起疼痛。所以疼痛的刺激是伤害性刺激，伤害性刺激作用于机体，造成组织损伤和炎症反应，刺激组织释放某些内源性致痛物质，如氢离子、钾离子、组织胺、五羟色胺（5-HT）、缓激肽、前列腺素等，这些内源性致痛物质使游离的神经末梢产生痛觉冲动。这就解释了为什么患者症状与影像学上的表现不成正比。有的人增生明显，突出物巨大却毫无症状，而有的人小小的一个膨出却引发剧痛。根子不在骨刺或椎间盘本身，而是局限性的炎症灶。

这个炎症的产生就是源于伤害性刺激过强，超出了可代偿范围。比如长时间坐姿不动形成的局部压迫，缺血缺氧。再比如跌仆闪挫、咳嗽喷嚏、勉力努责造成的牵拉与摩擦，都可能造成体液渗出和炎症细胞浸润。由于是突然的损伤或体液循环不畅，使这些炎性渗出和代谢产物不能及时转运，刺激神经而致痛。这也正是我们中医所说的两大致痛机理：不通则痛和不荣则痛。经络筋脉气血运行不畅，壅滞不通，形成不通则痛；久坐劳心，气血暗耗，失于濡养，就是不荣则痛了。

西医保守治疗，常用的止痛方法不外脱水、促进微循环、营养肌肉神经、抑制无菌性炎症等。而中医则是运用按摩手法疏通经络、行气活血，改善病区的气血运行和濡养，恢复其原有的平衡状态。中西医都把病灶部位的代谢、血供、转输作为了重点，相互间协同性很强。所以，在临床上，对于颈腰肢痛诸病的保守治疗常常是中西医并用，堪称中西医结合的典范。

当然，我们不能否定手术的疗效。我一直认为，现代医学中的手术治疗立竿见影，救人于危难，很多方面是中医所不及的。比如腰椎间盘突出症、膝关节骨关节病，如果失治误治，发展到危重阶段，保守治疗有时是难以短期奏效的。这时，急则治其标，运用手术的方法切除病灶，消炎减压不失为一个好办法。在按摩临床上，我们对手法治疗十五日以上症状未明显缓解，严重影响病人生活质量的情况，一般也建议手术。

返璞归真

现代体育与太极，哪一个更接近于生命的本质？
由此，我联想到，中医的科研是不是也该回到它的固
有轨道上来呢？

曾有一条新闻让我关注，著名影星李连杰先生正谋求与一
些社会精英合作，在全世界推广太极拳，以弘扬中国的太极
文化，而第一个目标就是将太极拳列入奥运比赛项目。我是

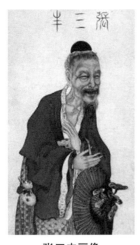

张三丰画像

十分喜欢李连杰的，算是他的半个影迷
吧，但我想，对于现在的奥运，太极不
加入也罢！不改变体育"更高、更快、
更强"的理念，太极还是保持着自身的
"国粹"性好了。

我们常说，中国不是一个西方意义
上的体育强国。我们中国有着自己的体
育，太极拳、八段锦、易筋经，这些才
是合乎中华文化特质的健身方式。我们

追求的不是争强好盛，而是恬淡虚无、内外兼修，我们追求的是"立身天地，法于自然"的生命境界！若能如李连杰先生所愿，在中国人人都能习练太极拳，那全民健康就不再是一个梦了。由于按摩练功的需要，我练习太极拳已有一段时间了，练拳时那份气定神闲、那份由内到外的融洽常常令我身心愉悦。而且，我可以清晰地感觉到，随着我练习的深入，我的体力增强了，我的心态也更平和了，而我的手法也愈发深透沉稳，对于医理的理解也日见深刻。我现在的太极拳老师张秀东先生，六十余岁了，举手投足轻灵敏捷，跌叉、旋风脚、双摆莲这些高难动作他做起来都是游刃有余。与整日精力充沛、乐乐呵呵的张老师在一起时，我常想，无论从体力还是精神上看，他要比大多数退役的运动员强多了。"中国式"的体育定然是无法用分秒、公斤、比分来衡量的，但这丝毫掩饰不了它的真切、深奥与坚实。是啊，纪录、极限、比分，那都只能算是一瞬的浮云，身心的康乐才是生命永恒的核心。

其实，太极拳是幸运的，在众多的国粹中，它好像还没有被冠以"不科学""伪科学"，甚至"迷信"的大帽子。似乎也曾经有人要用规则、步伐、时间、场地等去"规范"和"与国际接轨"，幸运的是被一笑置之了，否则，也许我们现在看到的太极拳就是喊着"一二三四，二二三四"的健身操了，很难想象腿迈多少厘米、手抬多少角度都有着数字规定的太极是个什么样儿。我想，也正是中华武术的这种不为所动，这份坚守与自信造就了"功夫"的传奇，影响了全球。

　　不幸的是，我们中医正被"规范"着。本来最讲求医患配合、随机应变、三因治宜的按摩被要求进行量化研究，治一个病要分一二三步，点穴要有时间规定，按压要有公斤力的计量，关节整复要有精确的旋转角度……如此，按摩将被抽去技巧与机变，只留下一个干巴巴的机械的壳了。那样，按摩也就会沦为一种被动的健身操而失去医学的灵性了。

　　可是，要继承和发扬中医按摩，科研是必须的，只是，我们得先找到这种按摩现代研究的"误区"在哪里。其实答案很简单，那就是，理论与方法脱节，方法论上的不当导致了中医科研的停滞与无所适从。任何一个科学体系都有着与之相适应的研究方法，只有实现了理论与方法的一体化，研究才有可能是正确的、有意义的。比如在近代取得辉煌成就的现代医学，就是以组织、器官、系统为基础，用现代高科技手段从人体各个系统局部的病理变化出发说明疾病的。与之相契合的是以实验研究为主要手段的分析还原论，也就是将复杂的过程层层还原成低级的、独立的组成部分加以研究。比如考察生命现象，还原论的基本做法是，首先考察神经系统、消化系统、免疫系统等各个部分的功能和作用，在考察这些系统的时候我们又要了解组成它们的各个器官，要了解器官又必须考察组织，直到最后是对细胞、蛋白质、遗传物质、分子、原子等的考察。现代医学的高度发达表明，还原论是比较合乎现代医学理论体系的研究方法。自幼就接受西方式科学主义教育的我在一开始接触中医时就不自觉地希望用这种思维去思考，甚至在学生时代就妄想着用"现代化"的标准去规范看似杂乱的中医，当然，这个标准自然是西医的了。而那随机分组、双盲对照、医学统计更让我们觉得中医科研任重道远、大有所为。可是，等我进入了临床，随着对中医认知的深入和经验的积累，我发现，如此研究中医，规范成了画地为牢，实验成了坐井观天，量化更让医生束手束脚。在西方科学还原论指导下研究中医就如同用分秒、厘米、角度去测量太极拳，再精确、再入微也只能是"得之于形，失之于神"了。无数的事实证明脱离了理论本质的研究只会把研究搞得混乱不堪，是一种可怕的浪费。

　　当然，我们不是说现代的科研方式有错误。在此基础上的西医成就足以傲视人类历史了。我们只是说这种方法与思维不适合中医罢了。那么，中医学的方法论又该是什么样的呢？中医是以阴阳、五行等理论为基础，从脏腑、经脉、气血、五体、官窍等不同视角去阐释不同功能体间复杂的关联性进而说明全部生命现象的。与之相对应的是以天人合一、取象比类、宇宙全息等思维为主体的整体论。整体论大多从功能出发，从一个功能体或病灶中心延展放射出去，找到其中的关联性和结点并加以分析、控制与调整。整体论的研究方法的确失于结构和实体的分析与探查，却从更高的生命状态，即功能的关联与发挥来认知人体，这才是中医理论与方法一体化的体现。看看

《素问·著至教论》怎么说的吧，"无失之，此皆阴阳表里上下雌雄相输应也，而道上知天文，下知地理，中知人事，可以长久，以教众庶，亦不疑殆，医道论篇，可传后世，可以为宝"。这段论述的意思是说，万事万物是普遍联系的，只有认识、掌握和应用其中的共通性规律才能保证"医之道"不随时代变化而失效，而且只有做到融会贯通才能举一反三，避免由于怀疑和不信任而后继乏人的现象。《内经》各篇关于医道的论述，能够指导未来医学的理论和实践，这一点是中医必须坚定的。看啊，先贤好像已经预见了今日中医的尴尬，用一篇篇美文提醒着我们后来者呢。

那么，中医学"科研"的具体方式又该是个什么样呢？两个方面，文献整理与经验总结。以四大经典为核心的古文献中需要挖掘、整理、诠释的地方很多很多，涉及医学、考古、文字学等诸多方面，虽纷繁复杂，但哪怕一点小小的成果也会对临床产生重大影响，是中医研究尤其是理论研究的基础。另一方面，对于老中医的临床经验，我们需详加记录与分析，这种记录与分析不是为了简单地重复和机械地再使用，而应注重于思路解析和理论探讨。中医是个性化的治疗，其中的思维与灵感常常是传承中的关键。比如老中医蒲辅周治好了167例乙型脑炎却是用了98个不同的处方，其中的妙处与辨析才是"科研"的重心。再如我的老师王友仁先生擅长治疗各种脊柱疾病，但即使面对常见的颈椎病，他在操作程序、取穴部位、整复手法上都会有所变化，其中的妙处与精巧常需深思方可领悟。我们学生常常是先记下来再讨论分析，一旦领悟，受益无穷。

中医是一种文化，正如人类许许多多文化现象一样，它在三千年前就已构建起了完整甚至完美的理论体系和方法论体系，后人只能仰视，只能继承，只能发扬，却是无法超越和重建的。那就让我们从那可重复、可言表、可量化、可验证的窠臼中解放出来吧，邯郸学步让我们走了太多的弯路，现在是返璞归真的时候了。

医道·心得

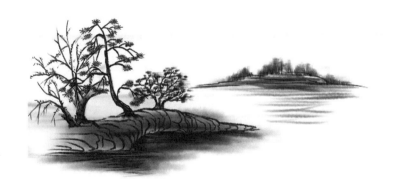

《脏腑按摩谈》前言

本章内容摘选自王海龙老师个人声音专辑《脏腑按摩谈》，是海龙老师近几年的临床感悟与心得记录。本篇为专辑的开篇之作。

大家好，我是王海龙，很高兴《脏腑按摩谈》跟大家见面了。朋友们一听可能就会发现，我并不是一个善于表达的人，对于互联网、新媒体，我更是一个门外汉。但是，《脏腑按摩谈》我坚持了下来，因为我的心中有一份冲动和渴望，我热爱中医，热爱按摩，我非常渴望和广大按摩界的同行，和我的患者朋友们分享我的临床经历和感悟。

古人曰："独乐乐，与人乐乐，孰乐？"分享就是一个聚宝盆，在这里我们的知识会倍增，我们的快乐也会倍增。前两天，一个医学编辑拿着一篇我在报刊上刊登的科普文章找我，进门第一句话就是："王老师，按摩真的这么神吗？"我笑了，对他说："按摩很神的。"然后我就把当天的诊疗记录拿给他看。这是很普通的一天，我治疗了 17 位病人，病种涉及颈椎病、腰椎病、膝骨关节病等伤科疾病，还有脂肪肝、糖尿病、萎缩性胃炎、痛经、面肌痉挛等内科、妇科和五官科疾病，将近 10 个病种。这位编辑一边翻看，一边不断地反复地说着一句话："这个按摩也能治疗吗？这个也找按摩治疗？"随后的交流中，他对我说："王老师，看来我得好好补一补按摩这门课了。"我说："你是大博士，研究《黄帝内经》(简称《内经》)的，可能对我们按摩了解不是太多，咱们以后多多交流。"话虽这样说，我的心中还是有一些感慨的，像他这样一位名校毕业的高才生，对中医按摩都知之甚少，那么广大患者呢？其实作为按摩工作者，我们是有责任的。我们应该担负起广而告之的责任，现在毕竟是一个知识大爆炸的时代，每个人都被很多的知识、很多的资讯包绕着，很难有空闲来了解我们的中医、我们的按摩。而一旦生病，一旦健康出了问题的时候，能来寻求按摩帮助的也是很少的。所以我在《脏腑按摩谈》中涉及 30 多种疾病，也是希望告诉广大患者朋友，按摩的适应证是很广泛的，对于多种疾病按摩是极佳的选择。

从事按摩工作也有 20 多年了，按摩对我来说，远不止一种医疗行为，更是一种文化，一种心手相连的中医文化。虽然每天劳心劳力，但我乐在其中，尤其是当我偶有所得的时候，尤其是诊疗过程中灵犀一闪的时候，尤其是我能从中医文化中得到启迪的时候。《脏腑按摩谈》中的很多观点，都是我的个人想法，一家之言。医学是没有止境的，其中有很多地方值得商榷，值得探讨，甚至需要争论，所以我愿意把我的观点表达出来，希望能得到各位朋友们、老师们的批评、指正和指导。相信在这样的交流中，我们能够共同进步，共同加快中医按摩前进的脚步。

其实对我而言，《脏腑按摩谈》就像一次路边的小憩，在一段旅程过后，坐下来回望一下来时路，观赏一下风景，沉静一下心情。所以《脏腑按摩谈》里大家能看到我的思考，我的反省，也有我的一些自我陶醉。相信这样的小憩能够让我信心更加坚定，相信在朋友们的扶持、提携之下，我的按摩之路能更加宽广，更加愉快。谢谢大家！

医者意也再思考

辨证是随时都在变化的，而变的本质，就是"意"的作用，是意识和思考过程的转变。

以前也跟大家聊过几句，说我们医院的按动疗法中，一个比较高的境界，或者说我们难以企及的、我们追求的最高境界就是"意动"。其实"意"，在我们手法操作过程中的确是一个非常重要的体现，或者说是一个征象。它很难用语言来表达，和我们的意象、意境和思维有着直接的联系，是思维模式、意念共同作用的结果。我们很难将其清晰地传达出，所以这也是中医按摩很难为人所理解的一个原因。

《内经》中讲："迎而夺之，恶得无虚；追而济之，恶得无实；迎之随之，以意和之，针道毕矣。"（《灵枢·九针十二原》）我曾经写过一篇《医者意也》，这是一句古话，作为一个医者，关键在于对"意"，或者说对意念、意识、意象的把握。听起来可能有一种玄之又玄的感觉，但我觉得如果想用好中医，想成为一个好的中医医生，突破"意"的思维是至关重要的。否则我们将陷入、固定在具象的思维中出不来，比如影像、片子，比如说解剖，比如说生化检查结果。而中医关键在于对患者整体生命状态的把握，对生命体认知的全面掌握，这就是所谓的"意"。中医讲究"理、法、方、药"，从按摩来讲，则是"理、法、术"，"术"也就是按摩技术、手法。

在医理上，中医最讲求取象比类，意象思维。从阴阳到五行到三才，通过意象的方式把人体同自然、同天地进行类比、归纳，从中找出内在的规律。这个过程可能缺乏物理的、化学的、可触摸的、可数据化的具体联系，但关键在于其内在的思维模式。

在思维方法上，也是一样。中医的辨证，对一个患者的疾病状态的把握，就是意象思维，是中医理论与人体、抽象与具体相结合的把握和迅速认知，这才是真正的辨证，所以我曾经说过中医有诊没有断。辨证是随时都在变化的，而变的本质，就是"意"的作用，是意识和思考过程的转变。如果在辨证方法或思维方法上没有对意象的把握，只是以某一个阶段具体的、固定化的结果作为唯一的判断依据，就失去了中医的意义。

在技术上，还是一样。我们在手法操作时，"意"的思考、把握和训练至关重要。我们经常会有这种感受，看一些老大夫治病，比如我的老师王友仁先生，会有一种天马行空、无可琢磨之感，他们的一些手法、治法很有跳跃感，让我们难以把握。这是他们在思维上已经达到了"意"的开发、开拓的境地，他们的治疗效果也十分显著，因为他们保持了从思维到手法上一致的开拓性，我自己也有这种体会。在手法操作上，诚如《内经》中所说："节之交，三百六十五会，知其要者，一言而终，不知其要，流散无穷。所言节者，神气之所游行出入也。非皮肉筋骨也。观其色，察其目，知其散复。"（《灵枢·九针十二原》）我们在手法操作的过程中，要去体会，要用我们的手感知患者身体的变化以及患者对手法操作的反馈，这就是"医者意也"很具体的表现。我们在治疗时手底下都能有种独特的感受，尽管它无法用肌电图、红外线测量、捕捉，但这种感受我们都能切实体会。最初级的感受是，我们能够通过手法对肌肉、筋骨、软组织等不同组织、结构进行剥离，找出它们之间的空隙，并且感受这些空隙在手法作用下的变化，这是"意"最初级的表现。更深层级的"意"，就是我们要感受到神气的"游行出入"，同时要"逆而夺之，追而济之，迎之随之，以意和之"。

按动疗法最关键之处在于先自和，再互和，这同样也是意象思维的过程，需要我们跳出固化的现代科学思维模式，跳出以循证为唯一思考标准的思维模式。这也是现在中医治疗越来越少的原因之一吧？我们在慢慢丧失对"意"的把握，我们的思维模式及手法都在慢慢地固定化、具象化，而失去了其中的中医内涵，失去了我们可以"驰骋"的思考、运用手法的空间。

　我在跟师的过程中，慢慢地发现，我的老师采用这种"医者意也"的治疗方式越来越突出，越来越让我感到不可思议。老师的手法愈发返璞归真，这些年更多地放在了取穴治疗上。取穴治疗是意象非常重要的表现，取什么穴，不取什么穴，什么时候取哪些穴，采用什么样的力度，采用什么样的顺序？这是意象思维的重要过程。有时候面对病人，老师有着下意识的判断，可能一时间并不能说清楚为什么这样治疗。老师通过六十年来的临床工作养成的思维模式、职业敏感，让他能迅速找到治病的关键。这个过程在老师的脑海中可能只需要一秒钟，却需要经历十几年，甚至几十年的培养。这也是我们发现，为什么年轻医者更看重解剖、影像、生化等具象的判断标准，而年纪越长的医者越看重中医辨证过程、思维过程。尤其在中医推拿中，年轻大夫的手法可能更多样化，更花样繁多，更漂亮；而一些老大夫做按摩，戳戳点点，揉揉按按，问问患者的感受，偶尔做一些振颤或者扳动，大多时候把重点放在了取穴上，疗效反而更好，一些疑难杂症反而会很快迎刃而解。

　这也就是中医功夫之所在，中医的功力、功夫更多体现在"意"这个方面。如果没有思考过程，只是简单地把自己当作一个搬运工，只是做搬运的力气活儿，即使工作六十年，也不能成为一个好医生。但如果注重思维、思考，在治疗过程中，注意总结，将不同类型的病人，以及这些病人的发病过程与气候、饮食起居等方面综合思考分析，在中医思维的统领下，形成意象思维的模式。这样就有了功夫的积累，这样的大夫才会慢慢地成为大家。

曾经我写过《医者意也》，但当时的体会还是比较肤浅。现在我的理解更深了，我相信随着经验的增加，思维的积累，临床的体会将越来越深入，希望能再与大家分享。

和是按摩的基本属性

中医推拿按摩学科发展，首先要确定按摩在中医
八法中的主要属性、地位。不论何种疗法，都有八法
侧重的不同。

几年前，我们北京按摩医院举办了一次非常盛大的中医按
摩手法前沿论坛，以此作为医院成立 60 周年的庆典。大会上
很多知名的推拿学家进行了授课和演讲，使我感触颇深。其
中一位专家在授课过程中表达出了一种危机感，中医按摩受到
了来自现代康复技术、健身技术以及西方按摩手法、流派的冲
击，中医按摩所谓的生存空间越来越小了。我能理解，这些专
家他们的心目中并不是因消费者、患者群体减少而感到危机来
临，而是为中医推拿按摩发展方向而担忧。这也引发了我的思
考。在现代科学技术蒸蒸日上，各种康复技术、健身方法越来
越多的情况下，我们中医按摩推拿应该有我们独特的定位和发
展方向。而确定定位、发展方向的基础，首先是认清在治疗学
上，在诊疗、健身、养生体系中，中医按摩的属性是什么呢？

按摩有八法，温、通、补、泻、汗、和、散、清，这也是几乎所有中医外治法的共同纲要。中医内治法也有八法，温、通、补、消、汗、吐、下、和。无论内治、外治，都有一个"和"法，而和法是中医学中非常复杂而又有传统特色的治法、治则。我认为，中医推拿按摩学科发展，首先要确定按摩在这八法中的主要属性、地位。虽然不论何种疗法，都可以基本取得这八法的治疗效果，但仍有侧重不同。比如针刺疗法，（具体操作）也有八法之分，但它的基本属性是"通"，通过穴位刺激达到"疏通经脉"的治疗效果；而灸法，虽也有散邪、清热、通脉的作用，但从基础属性上来讲是"温"，它发挥了"温里散寒""温通经脉"，补益的作用；刮痧拔罐也是外治疗法之一，长于祛邪、散寒，所以说它是典型的"清""散"。以此类推，按摩是不是也应该有自己的基础属性。老话说"手大遮不了天"，咱们按摩应该有自己的适应证、适应群。

　　我认为，按摩的基础属性、性质特点就是"和"。按摩，没有针刺那样好的通脉效果，没有艾灸那样好的温里效果，清热散邪的效果也没有刮痧拔罐、刺络放血来得那样迅速，但针对综合疾病、多因素复合的疾病，效果更突出。如颈椎病、膝骨关节病、腰椎间盘突出症等，这些按摩治疗优势的伤科病种，都是多因素复合的疾病，用单一的中医治疗方法，只能起一时之用，大多数情况下，要配合多种方法。而按摩要在和法基础上，把其余七法，或是两两组合，或是三三组合，共同使用，以发挥疗效，产生综合效应。这个特点在治疗内科疾病上也是尤为显著的。针对病因单一、病势急骤的疾病，按摩的疗效并不突出，如外感、疫疠，即使是简单的感冒，也不如中药内服、刮痧拔罐的疗效迅速。但对一些慢性的多因素的复杂疾病，比如痛经、脂肪肝、慢性胃脘痛、慢性便秘、慢性腹泻等，反而突显了按摩的疗效，这就是"和"的效应。

我们按摩医生在治疗上，不必妄自菲薄，也不必大张旗鼓地追寻以解剖、影像为基础的现代技术。当然，"拿来主义"，我们要学习这些先进技术，但首先我们要立足根本。实践证明按摩是起到调和作用的。即使是看似病因直接的腰椎间盘突出症，按摩的治疗思路至少要立足于"筋骨一家"，在找到病变的腰椎以后，按摩治疗不应急于调整局部的关节紊乱，甚至有时，调整关节紊乱为次，循经取穴、松解局部的软组织和肌肉筋膜为主。大多数腰椎间盘突出症的治疗，要三位一体，即正骨、松筋、循经取穴。若以解剖、影像为基础的治法，则单以正骨为主，甚至很多治法根本不使用松筋、松肌的手法，治疗集中在了扳动病变椎体上。两者的疗效差别也是有目共睹的。无论出现何种新方法、新流派，颈椎病、腰椎病依然是中医按摩的优势病种，门诊患者依然络绎不绝，这也是原因所在。

和的三个含义

在医患配合、动静结合的治疗中，我们才能实现两个"和谐"的统一，一是患者机体内部的和谐，"自和"能力的和谐，二是医患之间的和谐。

关于和法，《黄帝内经》中有 160 余条条文与之相关，可见"和"是中医学的基本治疗原则之一。从我们的临床经验就可以看出，日常治疗所追求的就是调节身体的气血、阴阳、经脉、脏腑、营卫、形体的平衡状态，所谓的"致中和""至中至和"，就是中医治疗的目的所在。和法，广义上，是中医治疗的基本原则；狭义上，在《黄帝内经》中有三层含义。

第一层，是"自已"，即所谓的"自和"，内经中说"六经调者，谓之不病，虽病，谓之自已也"（《灵枢·刺节真邪》）。如果六经调和，则不会生病，即使受到外邪侵袭，也能自愈。我们在临床工作中也会发现，能够仅凭借医生的外力治愈的问题很少，大多数时候，医生是作为辅助者，帮助患者实现自身的平衡。所谓"体内自有大药"，每个人体内都有使身体形态、机能保持平衡的内在机制。如果丧失了这个机制，任何的治疗都无法作用，就像一个人失去了活下去的信心，放弃了自己的生命，再给他用任何药都没有了意义。因此，"自和"是一切治疗的基础。

第二层，是"致和"，或者说调和。在"自和"能力达不到或者已经被破坏的情况下，就是我们医生应该采取一些手段的时机，以促进机体的形态、功能调和。外治法中的针灸、按摩，内治法的用药，等等，几千年来，这些手段在不断地进步。

第三层，是"平和"。这是我们种种"致和"手段、治疗方法所希望达到的目标，即身体的平和状态。"阴平阳秘，精神乃治"，这就是我们追求的健康状态。但值得我们注意的是，这样的平和一定是因人制宜的，不同的人，不同的疾病，平和状态层面、分级是不同的。对于老人、久病之人、大病之后的病人，与青壮年相比，我们医生需要为他调整、恢复以后达到的状态是完全不同的。前者的层级相比后者是较为低下的。如果过度追求将年老、久病之人的状态调整、恢复至健壮之年的状态，就会引发其他的问题。这是现代医疗很容易走入的误区，也是很多普通人健身、保健的误区。很多人拼命地锻炼、健身，盼望回到青春的状态，反而把自己练伤了，这样的报道屡见不鲜。平和，不是绝对的，一定是相对的，是合乎人体具体的体质、状态的。

《内经》中的"和"的三个层面，应该成为我们中医医生、中医按摩工作者的标准，"自和"是基础，"致和"是手段，"平和"是目标。

按动疗法在"和"这一属性上的体现十分显著，可以说是它对中医按摩领域的一大贡献。按动疗法的基本理念是和谐。我们将患者作为治疗主体，把患者的主观能动性和自我康复力引入治疗中，在医患配合、动静结合的治疗中，我们才能实现两个"和谐"的统一，一是患者机体内部的和谐，"自和"能力的和谐，二是医患之间的和谐。按动疗法特别讲究医患之间的配合，低层次是动作上的配合，高层次是呼吸上的配合，最高层次是情感上的交流，身心并重，需要医患内在、心灵上的沟通。这也与盲人按摩的特色有关系，我们非常注重治疗过程中手底下患者的感受，尤其是体会患者的变化。在失去了视觉的支持以后，我们会更注重其他方面的交流，包括语言交流，手下的交流。按动疗法能从盲人按摩中脱颖而出，也有一些它的先天优势吧。

天牖五部

> 以前读书时，我常有这样的怀疑，认为古人有些夸大，但这次的经验让我发现古人非常严谨，尤其在《内经》那个年代。

所谓天牖五部，是《灵枢·寒热病》中提及的，颈项部的人迎、扶突、天牖、天柱以及手太阴肺经的天府五穴。它们主要治疗阳热上犯阳经引发的一些疾病，尤其是暴病、热病、急病。比如天牖穴，主"暴袭气蒙，耳目不明"；天柱穴，主"暴挛痫眩，足不任身"（《灵枢·寒热病》）。天牖五部，和《灵枢》中"小针解"、"九针十二原"两篇中提到的颈部以天部为主、以天命名的诸多穴位有很大联系，比如天窗、天容、天柱、天池、天府等，这些穴位在人体上构成了一个形如衣领的环形系统，《寒热病》中专门提出了这五个治疗急病、热病、暴病的穴位。针灸治疗学中的相关研究更多，但它们在按摩手法中的应用并不多见。

恰好，我遇到一位病人用上了天牖穴，取得了很好的疗效。患者是一位中年女性，刚刚结束了一个为期七天的重要且紧张的会议，七天间大会、小会不断，还需要在会上发言，把会开完了，自觉有上火的症状。用她自己的话讲："我这耳朵就像被蒙住了似的，像坐飞机一样，眼睛也不舒服，尤其是右侧。"这个症状十分类似阳明热盛证，我并未多想，就按此思路按摩治疗。在按摩过程中，对患者进行了详细的触诊查体。触诊中确实除阳明热盛的表现外，并无异样，但触诊到耳部时，却发现她的耳垂前、下颌角的位置，也就是颊车后的地方，压痛十分明显，距离天容穴很近，下方是不痛的。继续向后方触诊，循着胸锁乳突肌后缘，触诊完骨下，到达了天牖穴的位置，发现一个明显的包块，压痛剧烈，会放射牵扯到耳内疼痛。这一下让我想到了那句"暴袭气蒙，耳目不明"，急病，且有气机蒙闭之象，耳朵如被蒙在鼓里，眼睛也胀、视物不清，患者自己也说眼睛中像有小疮一样。有了这些诊断依据，再与《灵枢》中的叙述相印证，我将主要的手法都放在了天牖周围。当然，还是遵循着"刺诸热者，如以手探汤"（《灵枢·九针十二原》）的原则，虽然天牖穴周围压痛明显，仍不能用过重的手法。因此，我采用了揉法和指擦法。同时，考虑到天牖穴的位置，已与第2颈椎横突侧平齐，又检查了患者的颈椎，亦无明显的病变，于是又做了五六下按动手法中的自动旋转按压。治疗完成后，患者就觉得症状缓解了很多，第二天，耳朵蒙闭的感觉好了大半，听力也恢复了。于是，接下来的治疗就如法炮制，没有使用任何关节整复手法，仅以局部的按动、揉穴、搓擦为主。另外，辅以耳操，耳部使用了按揉、牵拉、振颤的手法。治疗两三次后，患者就说感觉差不多好了，又投入了忙碌的工作中。

这是一个小小的病例体验，就让我感觉到，《内经》的经文将症状说得多么细致，甚至将症状和穴位的作用如此系统的联系在一起。我们读经之时、临床之中，对一个单穴的作用、它和症状的联系常常有些怀疑——能产生如此大的疗效吗？以前读书时，我常有这样的怀疑，认为古人有些夸大，但这次的经验让我发现古人非常严谨，尤其在《内经》那个年代。这次经验，也算是一次临床检验，让我对天牖五部有了更深的认识和信心，我想如果以后遇到了"暴挛痫眩""暴痹内逆"的疾病，我会更有信心尝试用天牖五部来治疗。

调枢四穴

调整枢机是中医按摩以和解为主、重视和法、重视脉气衔接运转而不专重补虚泻实的体现。

有四个穴位给大家介绍，它们是我的老师王友仁先生在治疗内科疾病中，经多年临床验证总结出的经验穴。它们既不是十四经穴，也不是教科书中讲的常用经外奇穴，但是临床验证确有疗效，单穴单方即可使用。

第一个穴是调经点，具体位置是足底部涌泉外一寸，具有良好的行气活血，调节月经经期、经血的作用。这个穴的取用，我们需要在涌泉外，第四、第五跖骨间做一些触压，一般可以摸到明显的结节，或软、或硬，和患者具体的病情、体质有关。找到结节后，用拇指做按压、按揉，再在第四、五趾之间自远及近做推理。王老经常用此穴治疗痛经、月经不调，尤其是痛经，在患者行经期间，王老往往采用单穴治疗，止痛效果显著。我们知道，痛经的治疗，一般选在两次月经之间，在经期不宜在腹部、腰骶部做强刺激的手法，可能会使经量增多，疼痛加剧。因此，经期一般采用远端取穴来止痛。而调经点，就是经期止痛可使用的远端穴位中疗效尤为显著的一个，多数情况下单穴使用即可。亦可配合使用劳宫、内关、小天心（掌根）、太冲等穴位的按揉剥理，但仍应以调经点为主，操作时间宜长，两侧按揉，每侧2~3分钟。如果是蜻蜓点水般，两侧轻微按一按，止痛效果则不会太好。此穴不只能止痛经，对月经不调、功能性不孕、子宫肌瘤、乳腺增生等经气运行不畅、气血转输不利所致的妇科疾病，均有良好的疗效，均可作为治疗主穴。

第二个穴是心痛点，位置在少府穴靠下处，掌面第四、五掌骨之间，掌横纹之下，触诊到质地硬、痛感强的点就是心痛点。王老常用此穴治疗胸闷气短、心悸、心律不齐、心动过速等心阳上亢、心阴不足导致的疾病。尤其是遇到运动后、高血压、低血糖等原因导致突然发作的心动过速的病人，可以选用此穴以止痛、平和心率，百试不爽。与内关配合，效果更佳。

第三个穴是降压点，位置在太阳穴上一寸，丝竹空和鬓角之间，是王老常用来降压的穴位，是调整少阳、少阴经气的重要节点。可以双侧同时按揉这个穴位，或轻轻地挤压，或捏捻表面的皮肤，能起到很好的降压效果。目前大多数按摩治疗提倡以揉腹、提拿腓肠肌或按揉肱动脉降压，一是扩大周围血容量，一是直接刺激测量血压部位的动脉，当然还有传统的推桥弓。这些是在现代医学对血压的认识基础之上演变出的手法。

而降压点这个穴位则完全从经络的走行入手，是少阴、少阳经的衔接之处，有滋阴潜阳、降气之功，单穴取用，短时间之内就可发挥功用。

第四个穴是翳风下，王老在操作时，从翳风穴下方的位置到天容穴做推理法，因此把这个位置命名为翳风下，可以治疗声音嘶哑、咽喉异物感。从此穴的位置可以观察到，与其余三穴类似，特点都是少阴与少阳经衔接的地方。足少阴经系于舌本，翳风、天容之间的凹陷深层就是舌根；而天容穴在《黄帝内经》中所记载属于少阳经，后世改为太阳经，但仍是太阳与少阳经的交会穴，因此此处是少阴、少阳经交会的重要结合点。故此穴对鼻、咽，尤其是咽喉部的疾病，以及胸闷气短、善太息、梅核气类疾病有很好的疗效。

这四个穴是王老治疗内科疾病的常用穴，称为"调枢四穴"。为什么称其为"调枢"？这四个穴全部位于少阳、少阴经之间，而此二经在"关枢合"理论中发挥转枢的作用。调整枢机是中医按摩以和解为主、重视和法、重视脉气衔接运转而不专重补虚泻实的体现。调枢四穴是王老以"和"的治疗属性为出发点而选取的经验穴。

实际上，无论是针灸、按摩临床取穴都有一个基本的方向性原则，那就是骨伤、筋伤、痛症等伤科疾病以经筋为中心，而脏腑病、内妇科疾病以十四经、经脉为中心。这是外治法临床诊治共用的基本原则，在此基础上可以根据治法的疗效属性、治疗特点不同，细化具体的治疗原则和方法。

《黄帝内经》中已给出明确的指示。《灵枢·经脉》篇中每一句关于经脉的条文都有这样一句话："为此诸病，盛则泻之，虚则补之，热则疾之，寒则留之，陷下则灸之，不盛不虚，以经取之。"十二条，条条如此。而有意思的是，在经筋篇中则说："治在燔针劫刺，以知为数，以痛为腧。"简明扼要。初学时，我曾觉得古人怎么如此啰唆，同样的话重复这么多遍？经过多年的临床实践，我们发现古人就是如此，重要的话不止说三遍，甚至说十二遍。要知道，古人写字不易，要刻在竹简上，因此古人著书讲究简明扼要，要用最少的字表达更多、更深刻的意义。这几句话却反反复复地被写下，说明了它的重要性。

常见的骨科疾病、筋伤病，治疗以经筋的出入结集的点为主要方向，不会拘束于特定的经脉、穴位。我记得我们医院曾有一位老大夫，治疗过程中点穴拨筋时总喜欢问："你知道吗？你知道吗？"这就是典型的"以知为数，以痛为腧"。阿是穴的原理也是这样，患者的压痛点、敏感点就是治疗关键所在，按摩学五版教材中的弹筋法也论述了"以痛为腧"的良好止痛疗效。脏腑病就不一样，内科病更为复杂，讲究分析脏腑之间的关系，需要通过脏腑与经脉的络连间接调整。因此，判断脏腑功能的盛虚、寒热很关键，取穴需更具针对性，如针灸中的烧山火、透天凉等补泻手法，调枢四穴亦如此。

降脂消脂

在肝失疏泄的情况下，痰湿可能流注于肝体，形成脂肪肝。因此，见到肝病，一定要健运脾胃。

"脾为生痰之源，肺为贮痰之器"，这是《医宗必读》中非常经典的一句话，广为流传，充分体现了中医辨证论治的思维方式。

"脾为生痰之源"，的确，脾主运化，脾为后天之本，能将摄入的饮食物化生为精微物质输布于全身。但当脾主运化的功能失调时，会造成体内代谢产物的堆积，中医将之统称为"痰湿"。若痰湿流注于肺内，影响肺气的宣发肃降，会引发咳嗽、痰喘等症状。因此，中医内科在治疗慢性咳嗽、哮喘、痰多等疾病时多从脾论治，这是"治病求本"的体现。但回头想想，脾的确是生痰之源，但贮痰之器却不是只有肺，痰湿流注人体任何位置都会堆积成病，也就是说任何脏器组织都有可能成为贮痰之器。如痰湿流注皮下，形成过多的脂肪、赘肉；流注脉管、脉道，形成动脉粥样硬化；流注血液，形成高脂血症；流注肝体，形成脂肪肝，现代医学研究发现有脂肪心、脂肪肾，据说还有脂肪脑。可见，过多代谢产物形成导致的病理性堆积是非常广泛的，临床上这类痰湿聚集而引发的疾病种类繁多，辨证上均属脾虚痰凝，治疗应从脾论治。对常见的疾病，如单纯性肥胖、脂肪肝、高脂血症，健运脾胃是第一要务，尤其在按摩临床，手法有很好的健脾和胃、促进代谢的作用。本着异病同治的原则，中医按摩对这类疾病，治疗手法大同小异，方法基本一致。

这要从六七年前，我和一些年轻同事共同参与的一项手法治疗非酒精性脂肪肝的临床研究说起。当时之所以想做这样一项临床观察，是因为我读到《丹溪心法》里这样一句话："见肝之病，必先实脾之虚，使其不传也。"脂肪肝其实是 20 世纪 60~70 年代随着 B 超、组织学检查发展而发现的一种疾病，古人并不知道这样一种疾病，但中医的特色就在于它的高屋建瓴，这句经典就可以说是指导我们治疗脂肪肝的基本原则。我们对于肝脾之间的联系的认识，往往停留于肝对脾的克制上，肝木克脾土，肝脾不和、肝胃不和。但如果将思路放宽，再结合这句话，就能想到，脾对肝同样有着制约、反克的作用，即土壅木郁。如果脾土健运失调，造成痰湿壅滞、凝结，同样会使肝气郁滞。尤其在肝失疏泄的情况下，痰湿可能流注于肝体，形成脂肪肝。因此，见到肝病，一定要健运脾胃。所以，我们治疗非酒精性脂肪肝采用了和解肝脾的手法，治疗部位以中焦脾胃所在之处和脾胃经循行之处为主，取得了很好的疗效。多数患者经过 3 个疗程的手法治疗，症状得到了改善，B 超显示脂肪肝的程度降低了，由重、中度转为轻度，甚至消失，无效的患者很少。第一期纳入 40 例患者，只有 3 例无效，经过进一步深入的临床观察和研究，这几例患者都伴有糖尿病等基础疾病。

我们还发现几个有趣的现象，一是和解肝脾的手法对甘油三酯的降低效果非常好，而且甘油三酯的大幅度下降远早于 B 超下脂肪肝程度的降低。记得有一位患者老张，年近五十的女性，体型较胖，重度脂肪肝，甘油三酯高达十一点多，她很相信我们的治疗。在第一阶段治疗时，我采用了较重的力度按摩腹部，因为她的体型较胖、腹部坚硬实满，在胁肋部、侧腹部的一些穴位甚至出现了皮肤淤青。第一疗程结束后，她再次检查了血生化和腹部超声，虽然超声显示脂肪肝程度并没有下降，但甘油三酯下降到了六点几。再经过两个疗程，超声显示轻中度脂肪肝，甘油三酯接近正常。印证了这一套从脾论治的按摩手法对高脂血症，尤其是高甘油三酯者，疗效确切。

此次研究还有一个意外之喜，就是减肥。治疗过程中，并没有要求患者增加运动、限制饮食，只是按照平常生活规律，保持正常饮食、运动节律，几乎所有超重的患者都减轻了体重。一些女性患者兴奋地将经验传授给了同事、朋友："赶快去上那治治去，我的腰围缩小了 10 厘米！"这就是手法异病同治所得的有趣疗效。

受观察方法所限，我们只能从血生化、超声角度检验和解肝脾手法的疗效，其他方面可能有着更好的疗效也未可知，至少从医者感觉来看，患者的精神状态、自我感觉改善不少。有一位高脂血症患者潘老师，脂肪肝中重度。经过 3 个月的治疗，潘老师高兴地把复查的检查单拿给我看："脂肪肝消失了！"甘油三酯和胆固醇也有明显的降低，尤其甘油三酯已到正常水平。一个最重要的意外之喜则是，老潘连续三四年体检显示肝内有一个动脉瘤，每次体检都有或多或少的增大，医生建议他继续观察。但这次复查竟然发现，动脉瘤竟然变小了，缩小到了 2 年前的大小。我想，从中医的角度分析来看，动脉瘤也是一种病理产物的堆积，随着年龄增长、脾虚肝郁症状的发展，动脉瘤的程度、体积也会增加，因此手法干预就能抑制它的增长。

多数人觉得内科疾病，或有形的、可见的、实体的结节、动脉瘤、脂肪堆积等，是手法治疗难以解决的，但从该病例看来，只要抓住病理关键，找到正确的治疗思路和方法，疗效一定会很好。

上下腹部振颤法有区别

> 振腹主要用于里寒证的治疗，起温中理气、调理
> 脏腑的作用，疗效显著。

在诸多手法中，我还是比较偏爱振颤手法，这也是我临床在治疗内科、妇科疾病时，也就是脏腑按摩中较多使用振腹疗法的原因。大家知道，在北京地区乃至全国，振腹疗法已经成为脏腑按摩中重要的组成部分，代表人物就是臧福科——臧老。我曾经多次听过臧老的课，有一回，我记得那还是2005、2006年的事，臧老授课时说："你们谁来试一试，体会一下啊？"我立刻就举手示意，第一个趴到治疗床上仔细地感受臧老的手法，非常深透，而且臧老做起来非常轻松。

我还曾有缘跟一位湖南中医药大学的尹姓老师学习过振腹手法。当时，我其实还没有正式地学习中医按摩，视力刚刚下降，在湖南中医药大学附属医院治疗眼睛，其中就有按摩治疗。尹老师是当时为我治疗的医生之一，非常非常厉害，他的手法和臧老完全不一样。大家知道，臧老使用的是改良后的松

振法，掌心对肚脐，中指贴任脉，五指自然分开，手腕轻微地振动，带动整个掌心进行振颤，动作非常松、软，能够持续很长时间。但这位尹老师则与臧老截然不同，振颤的幅度要大得多，是传统的振颤手法，前臂强直静止用力，产生高频率、小幅度的震动。这种手法频率较快，幅度相比松振法大很多，瞬时我感觉到的深透力要比松振法传导得更快。而尹老师最让我佩服的一点，就是他在治疗过程中能将所有手法都和振法配合使用，我一直想练就这个本领，但没能达到。举个例子，尹老师从剑突到曲骨行推法，一边推一边颤，频率非常均匀，力道深透且集中，这种颤的感觉就好像真的可以从腹部直达脊柱一样。尹老师做摩腹也配合颤法，一边摩一边颤，虽然手法不带动皮下组织，但能起温热作用，舒服极了。还有在头部、眼周施手法时，用按揉或是拇指"8"字形揉眼眶、扫散手法都带着颤法，甚至可以用颤法的频率做头顶的叩击，感觉真的很美妙。我当时虽未正式学习中医按摩，但周围的病友有很多已经学习了，因此我已开始接触并读过一些中医典籍，于是就经常到尹老师这按摩，一是为了治疗，二是为了学习。有一回，非常有幸，他正在给几个外地来的老师讲解，恰好我来治疗，他很喜欢我，好像知道我以后也是做按摩的料一样，他说："小王，你来，来做下模特。"拿我做示范，做了一套手法，包括头部、腰背部、腹部，揉、滚、推，等等，这一切的手法都配合着振颤动作。那一天真是美妙极了，我后来常和我的学生说起，那是我被人按摩感觉最好的一次，觉得自己身轻如燕，甚至可以从做治疗的二楼飞下去，不用坐电梯了。

尹老师的手法我始终没有练成，但成了我一直练习的目标和方向。臧老的松振法也很好，举重若轻，非常轻松，持续时间非常长，开始时深透的感觉可能不明显，持续二三分钟后松振产生凝聚的时候会有一种凝重感。两位大家的手法打下的基础给了我引导，这些年我一直勤于练习，临床中也有了一些小小的体会，想跟大家聊聊，上腹部和下腹部振颤法在技巧上的不同之处。

振腹主要是用于里寒证的治疗，起温中理气、调理脏腑的作用，疗效显著。临床上，常遇到胃寒严重的患者，触诊其虚里、剑突下，皮温偏低，触久愈发冰凉，仿佛皮下放了一碗凉水。治疗这类患者时，除拿揉法外，振颤法非常有效，手法不需透达很深的深度，达于胃脘即可。操作时，以胃脘为中心，垂直向下，轻轻地按压腹壁，以触及腹主动脉的搏动为宜，或是当感受到腹主动脉明显的搏动时，再轻轻地松劲，回到能感到其搏动隐隐的层面行手法。注意施行手法时，以全掌的振颤带动腹壁震颤，此为疗效最佳的方法。我曾接诊不少萎缩性胃炎的患者，舟状腹，胃壁薄，腹部怕冷，经一段时间治疗后，腹壁变厚了，能吃了，人也胖了。我的经验就是，治疗胃寒的患者需保持手法作用于脾胃的层面，即腹部的中层，标志就是腹主动脉的搏动，不要压得过重，隐隐有搏动感即可。可以配合摩腹或摩中脘、鸠尾的手法，先行几分钟摩法使患者产生温热的感觉，再进行振腹，效果会更好。

在下腹部，以关元为中心，也是振腹疗法中常用的重要位置，用于治疗肾阳不足、命门火衰等疾病，常见症状有腰膝酸软、痛经、畏寒肢冷、阳痿早泄、夜尿频多。此时，中医疗法以温中理气、补肾壮阳为主，因此手法需作用于更深层次，手法作用标志就改为脊柱前缘。治疗前先按压，用掌根部轻轻地在关元部，先下后上，斜向上向脐后部命门穴的方向按压，体型偏瘦的人可轻易地找到腰椎前缘的骨突，体型较胖的人可有掌下质地突然变硬之感，有此感觉后，稍回一些力度再进行振颤。我曾治疗过一些患有慢性前列腺炎的老年人、宫寒不孕或备孕的患者，行关元振颤疗效都很好。此法需要注意两点，一是深度，二是施用手法的面积不必太大，对于一些阳虚血瘀的痛经患者可以改用拇指或示、中指点按振颤。

当然，振颤手法不只适用于腹部，在腰背部、头面部都可以操作。曾有一位患者是司机，在北方出了一次车之后，虽然是夏天，也出现了腰痛难忍的情况。行常规治疗手法后，我加用了腰部第4、5腰椎之间的横擦手法，局部皮温升高后，施行了振颤手法，当时患者感觉特别舒服。一次我在网上浏览到一篇文章，它提及中医按摩，说中医按摩中最忽悠人的两个手法，一个是扳法，一个是振颤。其实不是，这是两个最吃功夫的手法，不是谁都能做得出，或者说做得好的。

大椎穴的常用手法

　　大椎穴在中医按摩中运用很广，除了是颈椎、胸椎、脊柱疾病的重要机转点外，在内科疾病上的运用也很多。

　　前段时间，和几个网络上的朋友聊起了富贵包，谈到了大椎穴。当时我与朋友们说："古人讲大椎穴为手足三阳经所聚，'善动之筋皆汇于此，最易成痛'。"大椎穴是颈肩背上主要的运动肌所会集之处，会集点是最容易形成壅滞的地方，好比交通环岛在发生交通事故时是拥堵最严重的地方。大椎穴在中医按摩中运用很广，除了是颈椎、胸椎、脊柱疾病的重要机转点外，在内科疾病上的运用也很多，因其为诸阳之会，手足三阳经、督脉皆会集此。大椎穴有明显的升阳、清热、潜阳作用。

　　临床上大椎穴常用手法有几种，跟大家粗略地介绍一下。

　　一是捏捻法。此法为临床常用。大椎穴位于后颈部第7颈椎棘突下，不易实施手法。一些常用的手法如指针法、跪点法，疼痛感很强，患者难耐受，施术者也不易吸定、着力，做完治疗后患者容易皮疼、肉疼。因此我们就换一种方式，使用捏捻法，可以避免这些弊端，同时能达到对穴位足够的刺激。在捏捻时，使用拇指、示指和中指，将示指放在大椎穴上，拇指和中指协同示指将表面的皮肤连同皮下组织捏起，皮肉在两两指间隆起形成一个三棱形，三指相对，轻轻地移动，起到"捻"的作用。然后，微微地上提，有一种把皮肉与下方筋膜、骨关节分离的感觉。此手法有很好的清热作用，适用于大椎穴部位皮肉比较松弛的人。

二是搓擦法。如果遇到一个体态胖硕的人，会发现皮肉很难提起，捏捻法不能达到效果，这个时候就改用搓擦法。在大椎穴表面，用大鱼际，从第5、6颈椎往下直到第2、3胸椎做直推法，力量大一些，类似于"擦"，但相较于擦法力量稍小。速度要快一些，如果能暴露皮肤效果更好，使局部发热。此手法有很好的透热作用。这两个手法都有清热透邪的作用，适用于有外感的情况，如"项背强几几"。再者，可以用于失眠患者。通过我的一些临床治疗经验发现，失眠患者其实或多或少有上焦郁热，尤其是心、肺两经。不论是阴虚内热，还是实热壅滞，都应让病邪有所出处。要让邪热从哪儿走呢？要从阳经出。阳经泻热最快的捷径就是大椎穴，因为这里是病邪的拮据点。

三是点按法。大椎有潜阳的作用。对于一些心脏疾病，心慌、心悸、胸闷，及其他如帕金森综合征，中风后遗症半身不遂、偏瘫等疾病，大椎能发挥潜阳疏肝进而调理经脉的作用。不管是出现意识障碍，还是思维迟钝、肢体震颤、半身不遂，从中医最基础的阴阳划分而言，阳主动，阴成形，必属于阳，治疗上无论如何辨证必走阳经，大椎在其中发挥了重要作用。这个时候首先可以采用以掌心劳宫的位置，虚按大椎穴施揉法，其实揉的是大椎穴周围的软组织，掌心劳宫只是虚虚地贴住大椎穴，这样不会过多地刺激局部皮肉。其次可以使用点法，切记不可直接在穴位的表面垂直点按，宜从侧方点按。中医按摩对大椎穴施用点按是很有特点的，用拇指紧贴斜方肌前缘，在颈根、大椎穴旁开一寸的位置用力向大椎穴方向按压，拇指与身体的冠状面基本是平行的，深度为越深越好，到达一定深度后可以做轻轻地滑理动作。这是点按大椎穴的变通手法。

在治疗内科疾病时，大家记得大椎两侧都要点按。手法的作用方向也很重要，切不能向缺盆方向用力，这是由于星状神经节的存在，会造成患者眩晕、恶心、胸闷、心慌。大家知道在行点缺盆手法时，患者容易感到极为不适，尤其是女性患者和自主神经紊乱、较为敏感的患者。我就曾经见到一位使用按摩椅的患者，在按摩椅按摩滚动双肩部几分钟后，就出现了眩晕、呕吐的症状。

四是捏脊法。可以像给儿童捏脊一样，从第3、4胸椎开始往上捏，一直捏到百劳穴，第4、5颈椎两侧，同样可以起到疏通经络的作用。

五是振颤法。扶稳患者颈部，不让其头部晃动，防止出现眩晕不适。先用小鱼际施横擦法，皮服温热后再施掌心振颤法。此手法有潜阳的作用。

　　此一穴就有如此多的手法、用法，望大家在临床中根据实际情况、具体病情选用，尤其治疗一些嗓子疼、感冒、发热的患者可以起到立竿见影的效果。望诸位谨记，体虚病人切莫过用强刺激手法，辨清证候再具体应用。

再谈减肥

按摩减肥，以形体为主要入手点，外在可触及的
人体结构是治疗疾病的抓手、路径，治则是通利三焦。

又到了春天，总有一些病人和朋友向我咨询减肥的问题，
尤其是女士们，未雨绸缪。减肥的确是一个永恒的话题，也是
一个复杂的问题，各家各执一词，各有各的绝活儿。不管从营
养学、运动疗法、健身，还是从中医学、药学角度，都有很多
解决思路、方式、方法。看似研究很有成效，其实不然，减肥
是最难的。曾经有国外媒体报道，将其与癌症、艾滋病一起列
为 21 世纪医学界三大世界性难题。

如何单纯用手法达到减肥的目的呢？我想从这个角度跟大
家聊聊减肥。从手法角度而言，首先要看是单纯性肥胖还是
内脏性肥胖，这一点很重要。也就是说，要看脂肪只是长在了
皮下脂肪层，还是更多地积聚于脏器周围、脏器内部、血管内
部，如脂肪肝、高脂血症患者。现今内脏性肥胖的发病率也
日趋升高。整体而言，内脏性肥胖者可以通过一般体检的超声

检查、血生化检查发现、确诊，单纯性肥胖则是检查尚未发现有异常变性的情况，只是单纯皮下脂肪的增多、增厚。单纯性肥胖往往是因为摄入过多或消耗过少，人体尚属健康，内脏功能未受影响。如果是因为代谢因素出现肥胖，脂肪不能正常代谢，过量的脂肪堆积于肝脏、肠系膜、肾脏，甚至心脏等，或者是脏器细胞的脂肪样变，肥胖对人体的损害也相对增大了。除了常规的检查手段，我们按摩临床有一个简易且重要的鉴别手段，检查腹部皮里肉外的脂肪多少，及其与腰围增长、腹部胀满的关系。正常单纯性肥胖者腹部脂肪层很厚，腰围与脂肪层的厚度是成正比的。而皮下脂肪层较薄，和常人相比差别不大，腰围却特别粗，腹部胀满膨大，一般多见于大体重者。这是脂肪堆积在腹肌以下，腹腔之内的表现，所以内脏性肥胖的可能性更高。这小小的经验希望未来能得到影像学、血生化检查的支持。

在治疗手法上，主要是通利三焦。对于脏腑按摩而言，以形体为主要入手点，外在可触及的人体结构是治疗疾病的抓手、路径。而脂肪的积蓄位置是不同组织的间隙之中，起到保护缓冲、维持体温的作用。组织间隙从中医角度分析，是三焦所支配之处。三焦者，运行原气、气血、津液，原气之别使也，分布于全身。中医大都认为三焦即膜原，是筋膜之间的缝隙，而脂肪大都分布于此。因此，组织间隙越宽阔，气血运行越通畅，痰湿的运行、代谢越畅快。好比道路越通畅运输越畅快，如果道路堵塞，体内的废物就不能运输。

于是乎，对于单纯性肥胖者，中医按摩着眼于皮里肉外的三焦区域。也就是皮肤与皮下组织，皮下组织与肌肉，肌肉与肌肉，肌肉与骨骼，筋膜与筋膜，各个组织之间的空隙是我们治疗的着手点。有心者可以观察到，传统中医按摩手法治疗单纯性肥胖都在有意无意地扩大组织间隙，尤其是疗效显著的手法。比如常用的背部大面积按揉手法，并不针对肌肉，而针对皮下组织，通过手法使不同组织产生摩擦、相对移动，使间隙更清晰、更宽阔，从而达到转运痰湿的作用。因此，治疗单纯性肥胖的手法多见背部、腰部、臀部和下肢大面积的、相对表浅的、移动度相对大的按揉。而踩跷，力量更大，压强大、接触面积也更大，因此产生的位移和摩擦感更强，是减肥的绝佳手法。倘若没有踩跷的条件，应当模拟踩跷手法的原理、作用方式，尽可能采用大面积、大范围的揉动，以增强皮下代谢，转运病理产物。在腹部采用捏捻法，类似背部捏脊，或横向，或纵向，将腹部的皮下脂肪捏起，走动。这个手法疼痛感明显，确实能起到所谓"燃烧脂肪"的作用。

上述是治标之法，而治本则需要健运脾胃。在腹部按摩，点穴如巨阙、阑门、天枢等，很多减肥机构也会使用这几个穴位，对抑制饥饿感、抑制食欲有一定作用，朋友们可以一试，但并非长效。也可以用药物摩腹，使腹部皮肤有发热感，再行捏捻手法。

而对于内脏性肥胖，同样责之于三焦，主要针对腹部。三焦有运行全身的通道，也有气化的中心。其本身作为六腑中的一员，是有着具体的形态结构，就是我们腹部脏器的上、中、下三个间隙。焦者，本义木头烧裂后形成的纹理，古琴中有著名的焦尾琴。古人用"焦"字以说明三焦的特征，脏腑、组织之间隙，而腹部脏器的三个间隙为三焦之大者。各个气化中心具体而言，上焦者，胃上口，位于心下、膈以下，由膈、肝胆脾胃共同围成的间隙；中焦者，位于脾胃、脐之间，上腹部的下半部分，古人言是大腹和心下之间，从现代解剖角度讲是胃肠道间隙；下焦者，下腹关元，是膀胱与两侧厥阴经、后侧少阴经、胞宫等共同围成的间隙。三焦绝非没有具体脏器的形体结构，从《灵枢·经脉篇》中也可以看出，描述手厥阴经"起于胸中，出属心包络，下膈，历络三焦"，说明三焦就在腹部。按摩时就要针对这三个重点部位，在上者，于胃脘周围行手法，巨阙、阑门、水分、梁门及其两侧，以探压时感受到手下有分别感为宜，能感到不同组织被推开，找到间隙，用手法扩大此间隙，增强气化。在下焦，于关元、腹股沟、少腹区，以点按、振颤、深层按揉为主。先行点按，后按揉，力量一定要达到腹腔中层的深度，到达胃肠道层面。若仅在腹腔表面，效果则不会太好，若能传导至腹后壁，则为最佳。就我个人经验而言，振颤法能达到更好的通利三焦的效果。单纯性与内脏性肥胖并见的患者目前也更为常见了，无论从预防疾病角度，还是治疗肥胖的角度而言，两种通利三焦的手法都应使用。

如果一个肥胖者可以科学饮食、睡眠，加上适当运动，保持良好的生活规律，再辅以手法治疗，就我以往经验来看，一般在治疗初期效果十分显著，可以减轻 10% 左右的体重。但再减重就会遇到困难，到达平台期，代谢、脾胃功能、气血运行的通利都会遇到瓶颈，需要继续减重者需坚持锻炼，科学饮食，暂停按摩治疗 1 个月左右再继续。反复此周期几个循环，可以达到良好的成果。

按摩、针灸也好，各种中药、西药也好，都只是辅助手段，减肥仍是一个需要长期坚持的事业。长年累月的科学作息和生活方式，仍是一切健康的基础。

对穴位应用的思考和反思

老先生们常提醒我们，"用穴如用兵""不知经脉经络，动手张口就错"，的确应该重视起经络腧穴的作用。

在和网络上几个朋友一起聊天讨论、学习的过程中，谈到了按摩中取穴的问题，引发了一些思考。通过经络及特定穴进行内科疾病、伤科疾病的治疗，是中医按摩的一大特色。但随着近年手法医学与现代医学逐渐融合的发展过程，中医按摩越来越重视解剖，重视结构的研究、结构的调整。我们常说："超出结构的功能是不存在的。"用这样一句话、一个定论去分析手法操作，使其越来越近乎结构、形态调整，包括现今的整脊医学、关节整复医学，包括软组织调整、肌肉筋膜牵拉、神经牵拉。这些发展的确大大丰富了手法医学的内涵，提高了疗效。但在这个过程中，穴位好像越来越被边缘化。

朋友在讨论时就问到："这个穴位管用吗？一些老师们提到的对应取穴真的可以在治疗中起到作用吗？不把关节扳正

了、调直了，不拉伸肌肉使其放松下来，单纯地通过穴位治疗，能起到作用吗？"这就是我们目前认知上出现的偏颇，是我们受到现代医学院校教育而产生的对中医学的一种误解。中医也是非常重视人体结构的，中医按摩是形气兼顾、形气并调的一种治疗方法。之所以在解剖医学还相对比较粗浅的时代，中医能够通过手法、针刺等达到很好的治疗效果，就是因为先贤们非常注重对气的调整，而气的运行的途径和规律就是经络系统。在若干年前，甚至更早之前的古代，解剖知识很匮乏，甚至有很多疏漏、错误，如此情况下，中医依然能够通过以经络学说为主的思维模式进行取穴治疗，也取得了极佳的疗效。所以，我们至少不应该怀疑经络、腧穴在治疗中的作用，更需要考虑该如何使用这些穴位，我们使用这些穴位疗效不像我们的老师们那样好，原因是什么？原因在于自身认知。在使用这些穴位时，我们首先产生了怀疑，在内心深处已经下了定论："这个没什么用。""这个肯定没有我扳一下，咯噔一声，效果好。"在这样一种自我设限的思维模式下，自然而然在运用时疗效就大打折扣了。自己都不信，用在人家病人的身上效果能好得了吗？尤其对中医来讲，在施术时更注重心意相通、心神合一，我们常说的"心手相连"正是此意。

这也提示我们需要总结，为什么我们用穴效果就没有老先生们好呢？除了在思维上更偏重于对结构的分析，把它作为治疗的主要甚或唯一的途径之外，还有一点，在取穴的节奏、时机的把握和方法的运用上还是存在一定的问题。中医讲究形和气共同调整，"离形辨气，绝非确解"，离气调形，亦非确解。调气还是调形，在中医按摩治疗而言，我们面对的大多是形体结构出现紊乱、功能出现障碍的以运动系统为主和形体结构相关的这类疾病，与内科常见的脏腑损伤疾病不同。由于所面对疾病的特定性，调形在中医按摩中所占比重更高。但单纯的调形绝不是真正的中医，同时也会造成疗效的滞后。如果能在调形的同时进行气机的调整，效果可能会加倍。我认为，在中医按摩临床上，取穴对运动系统疾病、结构紊乱的特定疾病能够起到催化剂作用，在疾病发展的不同阶段有时能起到主导作用，这就强调了时机、节奏把握的重要性。

如何把握用穴的节奏，使其发挥最大的效应？在治疗运动系统疾病、活动受限、疼痛、结构紊乱的疾病的过程中，除了调整形态结构之外，还要促进功能的恢复和相关结构协调能力的增强。这时，腧穴就能发挥从中协调平衡的作用。比如，急性损伤疼痛剧烈，几乎无法活动，表现为气滞血瘀证，瘀阻症状较重时，此时治疗应将调形放于次要位置，而以调气为先。通过取穴治疗调整气机，首先止痛，缓解现有症状为主。如踝关节扭伤，肿如水桶，此时肯定已出现关节紊乱，但能矫正吗？很难。碰一下都疼痛不已，不用提使用牵提等手法了，如何进行关节整复呢？颈丛神经卡压综合征，患者疼痛剧烈，可以确定必然存在颈椎关节紊乱，但关节整复几乎无法操作。这样的患者躺不下，坐也要扶着头部才能坐下。无论何种手法，推、顶、旋、牵，周围紧张到极点的肌肉、肌腱在手下都有可能出现损伤，患者也因剧烈的疼痛无法接受治疗。这时就需要点穴的手法，先缓解疼痛，让气勉强流通、流转，使关节的枢转能力得到一定的恢复，为后续局部组织有一定的松解后才能进行的调形治疗打下基础。

　　另一种情况，治疗已达到了一定的程度，在改善结构紊乱的调形治疗上已有足够的治疗量。如长短腿、关节偏歪，在手法治疗后，症状虽得到改善，但尚无法根除，仍有残余时，不宜继续使用牵拉等调形手法，避免手法使用过度，引起患者不适，出现副损伤，打破医患好不容易共同建立起的平衡。此时该如何解决残余症状呢？取穴治疗调节气机，调动气机的运转以稳固前期的治疗效果，维持更长的时间以达到稳定的状态。治疗后期，需要患者调动自身的康复力，腧穴在此时就能发挥治病求本的作用。

　　中医按摩治标、治本在疾病的不同阶段是互相转换、互根互用的，老先生们常提醒我们，"用穴如用兵""不知经脉经络，动手张口就错"，的确应该重视起经络腧穴的作用。中医过去确实缺乏解剖结构的知识，需要多"补课"，但万勿补这一课，丢那一课，失去了我们自身的特色和立身之本。

什么是脏腑按摩

> 我始终认为脏腑按摩才是最原生态、最传统、最古老的中医按摩，我们应该好好地继承和发扬，这是我们义不容辞的责任。

很多朋友对脏腑按摩不是很了解，向大家简单介绍一下。什么是脏腑按摩呢？就是通过按摩治疗内科病、妇科病和五官科疾病等的手法技术，理论基础传承自中医经典，包括经络学说、藏象学说、形体理论、五官九窍，等等。它所用的方法、手法技术依然是常用的按摩手法，分为摆动类、挤压类、运动关节类、振动类，等等。之所以称之为脏腑按摩，主要是相对于现今市场对于按摩的认识而言，很多人认为按摩只能治疗颈肩腰腿痛等伤科疾病。

自古以来，按摩就是以脏腑按摩为主，尤其以腹部按摩为主。大家看甲骨文中按摩的"按"字，就是两个小人，一个给另外一个做腹部按摩揉腹的象形文字，很形象。《伤

甲骨文"按"字

寒论》中有很多关于腹诊的内容，主要用于指导用药，同样可以指导中医按摩临床。个人认为，对于手法而言，腹诊指导性更强、更直接，有什么样的腹证就用什么样的手法，以消除症状为目的直接治疗，自然更直接了。传统中医按摩，原生态的中医按摩就是以内科为主的。

为此，我专门申请了一个课题，做了相对比较简单的中医按摩古代文献研究。大家知道，古代是没有关于中医按摩的专科经典著作的，除了儿科按摩。这方面，中医按摩没有很好的传承，的确是一件憾事。但在很多医籍中，如《诸病源候论》《脾胃论》《千金方》《肘后备急方》，有大量的关于按摩的内容。我们对其进行了大致梳理。我曾经到中医文献研究所，跟那里的老师们交流、学习，查阅了研究所的数据库。初步研究的结果是包含中医按摩的较为全面的古籍共有 50 余种，我们团队共搜集查阅到 30 余种。限于团队的能力、资金问题，有 10 余种古籍并未得见。它们散布于各个图书馆、收藏馆中，有的作为"镇馆之宝"，难得一见。但从现有的文献研究中发现，古人通过按摩治病以内科病、妇科病为主，如"自缢死""溺水""腹痛"，兼有一些如"肩痛""腰痛""背痛"之类的伤科病。《肘后备急方》中讲治疗腹痛，让患者背部稍微垫高，挂其膝，就是膝盖微屈放松，然后抓脐上三寸（"令卧枕高一尺许，挂膝使腹皮跐气入胸，令人抓其脐上三寸便愈。能干咽吞气数十遍者弥佳。此方亦治心痛，此即伏气。"——《肘后备急方·治卒腹痛方第九》)。这和我们现代治疗急性胃肠炎、胃痛的手法十分相似，可以看出古人对按摩治疗内科病的研究十分深入。

近几年，中医按摩在伤科病方向有了长足的发展，似乎掩盖了脏腑按摩的光辉。同时，从发展情况来看，脏腑按摩也越来越得到社会的认可和专家们的重视。十多年前，我申请脂肪肝的课题时，第一次申报北京市的局级课题就没有通过，当时的一位非按摩科的评审专家对我提出了一个问题："新闻里才报道了暴走妈妈的故事，你们这种治疗和她有什么区别呢？可以跟她做个对比吗？"当时对于传统手法还是有一些负面的看法的。但在前年，我在申报脏腑按摩古代文献研究的课题时，在座的五位专家，也都不是按摩专科的，却对我的课题非常感兴趣，非常认可，非常支持，下来之后还给我提出了很多问题和建议，并和我探讨："自己在家该怎么揉揉呢？""我这头疼怎么办呢？""我有胃食管反流，您看有什么手法可以治治呢？"十多年的时间，专家们的态度大大转变，病人也是一样。我经常遇到胃痛、胆囊问题、情绪问题、便秘、痛经等的病人，他们会主动寻求按摩的帮助，跟我说按摩不用吃药，更健康，也没有副作用。可见，社会的认可度也在提高。

我们按摩医生在脏腑按摩这个方向还可以做得更多，就像儿科按摩，在国家的支持下，在业内人士的支持下，可以说掀起了一个高潮。我觉得，下一个高潮，下一个春天，就是脏腑按摩。尤其对于三高、代谢综合征等慢性多因素的复杂疾病的研究越来越多，也取得了一些进展，证明这些都是我们脏腑按摩的"菜"，有时甚至可以作为主导疗法进行治疗。

脏腑按摩在手法上，虽同样使用推、拿、揉、压等传统手法，但也有一些特殊要求。除了"持久有力，均匀柔和，达到深透"的基本要求以外，首先最重要的一点就是要求吸定。为什么脏腑按摩格外要求吸定呢？因为我们虽在体表操作，但目的是要达到调节体内脏腑、气血的运行。如何把我们的治疗力积蓄、吸定到相对稳定的层面，是我们需要重视的，以此来设计手法。其次是放松。一定要在患者放松的状态下治疗，这样手法力才能更容易深透，更容易做到吸定，更容易达到身心并重的至高境界。但反而言之，如何实现患者的放松，又需要手法的柔和和深透。因此，和直来直去的伤科病手法相比，脏腑按摩对于功力的要求更深一些，对技巧的要求更高一些。

在思维方面，伤科病讲求更精准、更精细的解剖，而脏腑按摩要更多注重中医，从脏腑、经络辨证角度思考。这也是一种解剖，但是在中医理论指导下从功能状态出发的对形体结构的理解。因为，脏腑按摩的手法需要通过作用在看得见、摸得到的形体结构上，实现功能上的变化。这与中医重视功能体的生命指向的思维模式特点相契合。因此可以说，脏腑按摩更注重中医思维整体观念、辨证论治。

脏腑按摩治疗的病症是较为广泛的，《推拿治疗学》中，伤科病有 42 种，内科病、妇科病、五官科病有 43 种，儿科疾病专门别列。可见从学科角度，脏腑按摩也与伤科疾病平起平坐。除了前述的常见疾病，一些专科疾病，如乳腺增生、功能性不孕、帕金森综合征、男科疾病等，自古以来都是按摩学科的研究方向。

总而言之，脏腑按摩是发展方向，未来我愿与各位同仁继续深入研究，拓宽治疗病种的范围。

青少年脊柱侧弯一定要重视

青少年尚处于生长发育之中，一定不能损伤脊柱，否则会出现某一阶段关节发育异常，治疗过程中需谨遵因势利导、顺势而为的原则。

最近又到了开学季，我的"小病号"们又要有一段时间见不到，不能坚持治疗了。这个寒假，治疗了几个青少年特发性脊柱侧弯的孩子，十几岁，有男有女。最近几年发现这样的孩子越来越多了，好像真是有高发的趋势。以前见到这样的情况并不是很多，零星见过一些生长发育很快的女孩子，或是不明原因的脊柱侧弯。但最近的几位就诊的孩子中，男生也不少了。这种特发性脊柱侧弯的病因目前还不明确，有说法认为是激素造成的骨关节发育不对称所导致，女孩子的发病率的确较男孩子高很多，但现在发现男孩子的发病率也有上升趋势；另一种说法是现在的孩子们身高长得太快了，一年长7~8厘米，甚至10厘米，再加上姿态不良，坐姿不正确，电子产品使用过度等。生长发育过程中，一旦"长歪了"，就会越来越歪，就像一棵小树，生长过程中斜着长，就会越长越斜，必须要正着长。

我认为这两种情况都有，尤其是一些症状严重的孩子。这次寒假就碰到了一个十多岁的男孩子，很结实的小伙子，初中生，肌肉精硕，发育得很好，擅长体育，但现在脊柱侧弯很严重了，已有 20 多度，到中度了。按现代医学的治疗来看，已经需要戴支具，治疗很痛苦，犹如上刑具，很难接受，很难坚持。我们医生、成年人尚觉得很难受，何况孩子呢？还有几个病例，没有这么严重，也有 10 度以上，肉眼可见，站在康复治疗用以检测脊柱的挂图前就发现或两肩高度不一致，或两胯歪向外侧，或头偏斜。有一个女孩子，"往那一站，脸就是歪的！"孩子的妈妈特别着急，"以后还想培养她搞艺术呢！"妈妈心急如焚，仔细端详孩子，甚至觉得两侧脸颊也不对称，弄得女孩子的火气也上来了，埋怨妈妈过度紧张。另一个孩子是很明显的坐姿不当，平时坐的时候总是歪向一侧，屁股偏向左侧，左侧的臀肌要比右侧发达很多，腰也歪向左侧。

对于这种脊柱侧弯，现代康复医学治疗主要采用施罗斯等康复技术，根据青少年的具体情况测量、评估，找出出现问题的失衡的肌肉，进行对应的锻炼，通过针对性肌肉训练纠正脊柱侧弯，如斜方肌、腰方肌、下后锯肌，等等；还有一些呼吸训练，比如一个腰部凹陷、力量差的患儿，可以从呼吸、意念的角度进行呼吸导引，效果是不错的。

但我在治疗过程中发现，单纯的康复训练，孩子们很难坚持，很难完全按照医生所讲授的那样进行锻炼。同时，患儿脊柱的关节处于半脱位或错位的情况，这种状态下肌肉的训练、拉伸很难到位，甚至在身体的自我保护机制之下是无法作用到病变相应节面的。因此，从脊柱学角度看，进行关节复位十分有必要。如果没有关节复位，附着于错位关节周围的肌肉，在训练、拉伸过程中是被锁定的，功能被替代的。这种情况在健身房屡见不鲜，出现损伤、错位的关节是怎么也拉伸不到的，如果拉伸到了这个地方，反而是进一步的损伤。

我们现在的治疗形成了这样的模式，平时进行康复训练，定期有康复医师指导、检查，如有半脱位、错位等情况，适当地进行手法复位。当然，手法复位要与成人的手法有所不同。成人手法复位讲究发力，要做到短促有力。给孩子进行手法操作必须要适当，青少年尚处于生长发育之中，一定不能损伤脊柱，否则会出现某一阶段关节发育异常，治疗过程中需谨遵因势利导、顺势而为的原则。传统的三扳法，扳肩压脊、扳髋压脊以及斜扳，非常适合用于青少年，其特点就是轻柔、小心。其余手法使用时一定要注意做得更为轻柔。

孩子的可塑性是非常强的，有些就诊的孩子，做完调整关节、肌肉的手法之后，会有立竿见影的效果。前面提到的坐姿不正的孩子，左侧腰肌和臀肌都比对侧粗大不少，家长都说一眼就看出来了，孩子听了十分不开心。整个寒假下来，总共并没有治疗几次，疗效却很显著。最后站在挂图前对比时，肩也平了，无论是触诊还是肉眼观察，两侧腰臀的不对称基本消失了。特发性脊柱侧弯中度以上的，治疗效果显现就会慢很多、差很多，只能慢慢地用一年、两年，甚至更长的时间去调整。这类脊柱侧弯的病因往往也较为复杂，不甚明确。我认为激素的作用在其中占主要，一旦到中度以上的侧弯，绝不仅仅是姿态问题造成的，一定有一些内在问题，目前尚处于研究之中，只是很笼统地认为与发育过程中激素作用的不均衡有关。轻度的脊柱侧弯其实对孩子未来的影响不大，像前文提到的女孩子和她妈妈，经过几次治疗后，妈妈觉得孩子的脸就正了，只是做了调整寰枢椎、第3胸椎、腰骶部的手法，效果就非常显著。至于所谓的内脏挤压，是有些家长非常紧张的问题，大可不必（太焦虑），虽有一些影响，但肯定在可承受范围之内。除非是年老、患病等极端的情况下暴露一些问题，长期伏案工作等情况下会有疼痛，影响并不大。

我曾经遇到过一个女性患者，脊柱侧弯20度以上，属中度，结婚后备孕艰难，一直没有迎来自己的宝宝。后来，通过按摩治疗，解决了不孕的问题，宝宝顺利出生了。说明对女性来讲，脊柱侧弯造成的骨盆旋移，盆腔内压力改变，以及类似输卵管扭转等问题，对生理上还是有一定影响的，一定不能掉以轻心。在此提醒家长们应该注意，让孩子们多运动，注意体态，对待这个问题要重视，尤其在生长发育的高峰期，有时就一两年的光景，不知不觉中就出现了脊柱侧弯的问题，发现时已经有 10 多度，论起影响可大可小，造成的心理负担却是不可忽视的。万望各位多加注意，及时、适当向康复医师、按摩医师寻求诊治。

少阳内风

《内经》中说："诸风掉眩，皆属于肝。"风邪的表现有很多种，风阳易走少阳，引起恶心、呕吐、心烦、头晕。

最近治疗了一位以失眠为主诉的患者，她的治疗过程一波三折，向人家简要介绍一下。

这位患者，六十出头的年纪，严重失眠，多汗，腹胀，食欲不振，自诉有"抑郁症"倾向，于是前来就诊。当时观察患者的整体状态，表达清晰，个人非常有文化素养，整体给人感觉不错，只是精神状态不是非常乐观。说话彬彬有礼，情绪却不激昂，确实有些抑郁倾向。接诊时为她做整体检查，辨证大致属于心肾不交，加一些阴虚火旺的表现。于是遵照常规治疗失眠的治则治法，交通心肾，清虚热，揉腹。

治疗一段时间之后，症状稍有缓解。有一天，她在就诊时突然对我说："王大夫，这两天我特别不舒服，头晕，恶心，出汗，睡眠非常差。"我感到很奇怪，前一阶段的治疗还是小有进步的，怎么突然又严重了呢？然后她对我说了实话："这一年多以来，我一直在吃抗抑郁的药物，大概就在三四个月前，我已经将药物减半了。这段时间在您这儿治疗，我感觉还不错，咨询了医生之后，建议我可以停药试试，于是我就停药了。"就在3天前她停止了服药，于是出现了一系列严重的症状，入睡困难、早醒、腹胀、食欲不振、出汗、恶心、头晕等。我一听这些症状，就联想到了，非常像《伤寒论》中所说的少阳证，心烦、喜呕、目眩、胸胁苦满、默默不欲饮食。我一摸她的脉，明显比前一段时间差，差在哪儿？她的脉不像前些时候那样平稳，像平缓的水流一样，而是出现躁动，汩汩而动，就像水流经过了一段不平的河床，或是到了一个崎岖多石之处，忽高忽低，波峰和波谷的跳动幅度比较大。加上她停药的情况，我做出了一个大致的判断——内风已生。内风生成之后造成了少阳经内的动风，风阳上扰而头晕，胆胃不和所以腹胀、心烦、不欲饮食。于是我问道："您身上会不会觉得瘙痒？汗是不是主要出在前胸的位置？"她回道："您第一个还真说准了，我的确身上有点发痒。"大家知道，这是一个典型的风邪在表的表现，风性主痒，少阳主腠理，风在少阳很容易出现体表瘙痒。但患者出汗的症状却是出在后背，而不是前胸。患者笑着说起原因，原来她曾经有过烧伤，在胸腹部取过皮肤用于植皮，故不会有汗。

经过整体检查之后，我对她的情况有了全面的判断，于是改变治疗方法。从前一阶段的交通心肾，从少腹、心下、小腿部捏拿、背部捏脊和公孙、然谷的穴位治疗，改为了胁肋部带脉、大包为主的治疗，在背部以风门、肺俞穴为主，对整个背部行开膝理抓提的手法。在下肢的远端取穴上，选取了之前提过的调经点、调理枢机。虽然主症并非月经病，但少阳枢机不利也是主要病机之一。经过一周多的治疗，她再次来诊已有了明显好转，睡眠已转好，但汗出仍过多，最大的变化是头晕、恶心已消失，食欲有了改善。前一次治疗中，她反映汗出也在渐渐地缓解。此病并非可以手到病除，目前只是取得了阶段性的疗效，还需要患者继续配合，坚持治疗。

这里我想再向大家说明，关于一些抗抑郁药、安眠药物，从中医角度而言都属于重镇安神之品，之所以发挥作用在于其重镇之力，类似于中药里的龙骨、牡蛎、珍珠、磁石之类，以其重压制病邪。一旦突然完全停药，体内邪气如风邪、风阳之气，失去"镇压"，会反弹性地内动，扰乱经脉。《内经》中说："诸风掉眩，皆属于肝。"风邪的表现有很多种，风阳易走少阳，引起恶心、呕吐、心烦、头晕；风痰易上扰，引起眩晕、视蒙；风火相煽易炼血成瘀、炼液成痰，出现经脉闭阻，就是常见的脑卒中等疾病。此案例就是利用疏解少阳以平息内风，疗效自现。

医不叩门

> 我们医生看病，要把一个简单的症状尽可能想得深远、复杂，即使症状轻微也要慎重对待。

前些天参加了一个中医诊法的学习班，有了一些感想，跟大家聊一聊。

主讲老师是一位老中医，水平高超，对中医的四诊望、闻、问、切已有很高深的造诣，形成了独特的诊察视角和模式。学习期间，我和同学私下里聊起，说："老师已经达到了一种超然的境界了。"观察力细致，思维广阔，诊治过程中能将各种现象连成一线，做出精准的判断，出神入化。虽然其中的一些原理，我和同学们都能理解，但达到如此超乎常人的判断力，对于我们还是太难了。没有几十年的功力真是做不到。对于这位老师，我由衷地感到敬佩，希望我能加强这方面的修炼，幸能得其一两成功力亦足矣！

然则，整个学习班给我的感觉却不是那么舒服了，这也是我想跟大家一吐为快的。我参加了很多学习班，渐渐地发现中医培训已经形成了产业。但这个产业商业气息太过浓郁了，有商业气息并不全然是一件坏事，最大的问题是大大降低了医疗门槛，把复杂的需要多方判断的医疗行为简单地公式化、模式化。用一些广告语讲，就是零基础、零门槛。这样非常不好。这次学习班亦然，老师的水平非常高，但由于现实的运作模式，加之基于中医诊断方法的教学内容，造成了学习班内一种奇怪的氛围，让人不喜，带有明显的投机和心理暗示的成分。医生最忌讳的就是这一点，中医尤其应该注意。现代医学表现地更为直接，接待患者、发现问题讲究隐晦，保护患者的隐私，照顾患者的情绪、心理健康。假如一位医生，不论是中医还是西医，遇到癌症患者，条件允许的话，我们都会和家属商量，担心患者本人心理负担过重导致进一步损害健康，加重病情。但很多这样的学习班，仅从片面的一、二两点，从浮于表象的诊断依据，对患者进行询问，甚至可以说近乎暗示，进而匆匆下了断言。对患者而言，这是非常不负责的行为。带有诱导的诊治方式，是我们中医所不取的。

我们中医有一个非常重要的原则，是自我入行以来我的老师们一再叮嘱的，甚至这次学习班的老师也一再强调——"医不叩门"。过去的中医大夫们都是坐堂，在药店里，在自家的医馆里等着病人上门。即使是我们所熟知的"铃医"，所学过的《串雅序》中讲的走方医，他们都是摇晃着手中的铃铛以示行医施药，而不会四处敲各家各户的门。如果某家有病人会

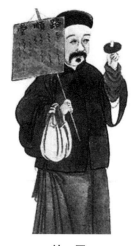

铃 医

主动请进郎中，不会看到哪个走方郎中"哐哐"叩门，或者迎面撞见某人便说："你有某病，且让我来给你治上一治。"这是传统中医的一大忌讳，是对医德的要求、体现。

在学习班的氛围中，我看到了一些工作人员、一些有些许基础的学员表现出对诊断的渴望，对说准对方证候、诊断，身体哪部分出了问题的渴望，这种激情却使人望而生怯，有些过界、犯忌。这也是老师所不愿见到的现象，因此一再警示切莫如此。但由于这样的零门槛，最关键的医疗素质缺乏了，对医疗领域涉足太少，造成了这样对诊断急功近利的情况。

我们医生看病，要把一个简单的症状尽可能想得深远、复杂，即使症状轻微也要慎重对待，在心里要将它当作严重的情况对待，以此最大限度保障患者的健康。即使咳嗽、感冒，即使小小的手指疼痛，我们也要多方考虑。很多培训中却反其道行之，将问题的分析模式越发简单化、公式化，点对点，便于更多零基础的人学习，但这样做对患者、对从业者却是很大的隐患。

几日来，我一直在思考这个问题，闪现在我脑海中的就是这四个字——"医不叩门"。我们医生一定要坚守底线，我们的行业准则，前人走过、流传下的规矩，一定不能违反。有时对于患者而言，医生的一句话太过重要了，常有这样的说法，"某某不是病死的是吓死的"。身上长了一个痣上网"百度一下"甚至怀疑得了皮肤癌。这样的例子举不盛举，因此医生一定要谨言。慎之，慎之！

中医不是五更鸡

> 我们中医应该自强，应该强化自己的文化意识、文化自信的动力，而不应该自暴自弃。

某天，和我的老师王老聊天，说起了很多专家或者很多现代医学方向的同行对按摩，乃至对整个中医的一些批判性看法，说得很有意思，想来大家也都听说过，给了我很大的思考空间。有专家做了这样的比喻："中医是什么？中医就是五更鸡，鸡叫天亮，鸡不叫天也亮。"听起来似乎是很有道理。在很多人眼中，中医治疗就是这样，用中医治疗可以好起来，不用中医似乎这个病也会自愈。中医，在不懂中医的现代医学专家或人群眼中是可有可无的，在推拿上有时表现得更为突出。王老对此表示了愤慨，但这种现象确实存在。

前几天听了一位专家的讲课。他是一位中医按摩的专家，但讲课从始至终全是现代医学的解剖和一些肌筋膜理论的知识。当然，我十分佩服这些精通现代康复技术、解剖知识的专家们，他们对按摩的研究细致、通透。但我个人认为，包括肌筋膜链理论、脏腑松动术等康复技术，难道真的经过了所谓的现代循证医学的检验吗？其实也未必，但为现在人们所推崇。受到推崇也是对的，但在推崇的同时，不应该诋毁中医。其实要说起谁是五更鸡，在远比现代解剖学诞生更早之前，就有了中医。在现代医疗技术出现之前的几千年，中医已经用我们的方法在治疗这些疾病。即使到现在，我依然非常肯定，就按摩而言，单纯的中医技术可以达到以现代解剖学为指导的现代手法、康复技术的同等疗效，绝对不差。要说五更鸡，从中医角度讲，可不可以说某一些解剖、技术也是五更鸡呢？有它，没有它，中医同样能解决问题。

当然啦，谁也不是五更鸡。在一个风景田园画中，那只对着太阳"喔喔"叫的大公鸡就是画面的主角，是画面的中心；但描画在两军对垒的战场上升起的太阳，画面里则没有大公鸡出现的必要了。只是观察问题的角度不同罢了。就像武侠小说中描写的武林江湖一样，各个门派都有独门绝招儿，各个门派都有独特的练功方法。每一个门派都有能产生武林高手的潜力，每一个门派都有能达到同样高度的秘籍，都可以争夺天下第一。当然，也没有真正的天下第一。

我发现，在研究医学时有这样一种风气，对现代医学的推崇，对传统医学的藐视。传统医学，尤其是中医，尤其是在我们中医按摩学，研究得不够细致，理论上有所缺失，用现代视角看造成了逻辑上的混乱。这是一个必然，我们应该解决这个问题，但不能贸然地把中医放在应该被淘汰、被放弃的地位上。

　　大家听我这么一说，可能对我内心中的焦虑感有所感受，毕竟我是学中医的，毕竟从事这么多年的临床工作，不愿看到自己从事的工作被人小视，也希望能于此方面呼吁更多的人重视。相信与我有同样想法的朋友不在少数，这就是我们中医应该自强，应该强化自己的文化意识、文化自信的动力，而不应该自暴自弃。可能在现代医学的冲击下，有些专家、有些人慢慢地走向了另一个极端。很多传统文化亦是如此，包括书法、绘画、京剧、昆曲，都面临着与我们中医同样的焦虑感。我想，等我们都不再有这种焦虑感时，我们的文化自信也就建立起来了。

小　别

原载于《北京文学》2010 年第 3 期，获第五届北京文学奖"新人奖"。这里记录的是笔者的真实生活。

　　我和她肩并肩坐在开往西客站的公交车上。都没有说话，就像七年前我们第一次单独约会，坐在校园里的长椅上。正是中午，车上是北京公交少有的宽松与安静。我们就那样坐着。如同所有的乘客。阳光难得的灿烂，这的确是北京最好的季节。我就要在这个季节暂时离开，去南方那个花一样的都市进修了。时间不长，只有一年，而且，中间可能没有时间回来。这对于我们这些从十七八岁就千里求学的人来说本算不上什么事。但这是新婚之后的我们第一次分别，也是七年多来最长的一次。

　　本来，我是坚决不让她来送我的，不就是去趟西客站，然后坐上火车，睡上一觉，第二天就到了吗。可她一定要来送我，她很倔，那就送吧。

　　我悄悄转过头，看见她静静地坐着，低垂着眼帘。长长的睫毛在阳光下闪着黑色的光亮。她总是这么安静，如同七年前。她真的一点也没有变，还是衬衣雪白，秀发乌黑。尤其那微闭的双眼，娴静端庄。也许，正是那眼帘后面的神秘成了我想和她在一起的最初的冲动吧。

"你看什么呢？"她侧过脸，笑着问我。只要我偷偷看她，她总能发觉。

我笑了，故作轻松地说："咱们这样哪像是出门，倒像是陪你逛街。买完东西就回家呢！"

她好像"嗯"了一声，又把头摆正了。她的头发被梳成了一个马尾。粉红的头花上，几个亮晶晶的珠子在阳光下十分耀眼。其实，我最喜欢她长发披肩的样子，可她从不在外面披着头发。而总是把头发梳得整整齐齐。连一丝一缕的散乱发梢都找不到。她总是坐得这么端正，端正得有些古板了。我常告诉她，不必这么直直地站或坐。可她说，她已经习惯了，不会别的样了。还总纠正我的姿势，用一个医生的专业口气告诫我，不坐正会得腰椎间盘突出的。

想着，我伸手握住了她的右手。她似乎早就知道，或者早就等待着。于是顺从地把手蜷缩在我的掌心里。这是一只按摩医生的手，略有些厚实，却绝不失温软与细腻。她跟我说，她从不做足疗，因为做足疗会伤手的，太难看了。只是，做按摩时间长了，胳膊会粗。她的上臂的确要比其他女性粗很多，这让她很是烦恼。并且，从不穿紧绷的长袖衫。只穿肥大的衬衣。我也常借此取笑她，说，你这么好的身材，总穿衬衣，太可惜了吧。那时，她就会气哼哼地用手戳我一下，点穴一般。

下车了，她帮我背上双肩包，然后习惯性地转到我的右边，挽住了我。她只背了一个包，不是女人们常背的那种精巧的坤包，而是一个略细长的挎包。她身材苗条，这样一个包背在她身上总觉得有点不搭配。但没办法，这是可以放下那只五折叠的盲杖的最小的包了。

是的，我妻是个盲人，自幼双目失明的盲人。在东北那座城市里，我们是校际联谊的伙伴。没有理由，百花丛中，我一下子被她吸引。一发不可收拾，毕业后，我们稍一安顿就迫不及待地结婚了。

走在大街上，她挽着我的手越来越紧。我知道，她有点紧张。她是个落落大方的女孩。无论在舞台上还是在陌生人很多的聚会上，她都能做得十分得体。可我知道，她很怕喧闹的大街。四处乱响的喇叭声和嘈杂在一起的各种声音会让她没了方向与安全感。在喧闹的地方，她经常会被附近出现的一个意外声响吓得一哆嗦，甚至惊叫出来。因此我每次都把她放在我的右边。她说，我就像一堵墙，为她挡住了外面的车流与汹涌的尘嚣。可我知道，即使在我身边，她也无法完全摆脱对混乱的恐惧。于是我加快了脚步。

走进车站，她固执地让我去买站台票，她要送我上车。我不同意，僵持了几分钟后，我让步了。我从来都是拗不过她的。这次去学习，本来我是不放心她，不想去的。可她竟以与我分床相威胁，并拒绝让我送她上班。我只好让步，我现在知道了，让步也会成为习惯的，让了一次后，我就顺理成章地让了第二次、第三次。于是，她就盛利者似的送我来了，竟还要上站台。真是没办法了。

站台票是买了，可我更担心了。这乱哄哄的车站。来时那躁动的街道。她一个人怎么回去呀。尽管在我们冷战时她连续几天自己上下班，倒一次地铁和一次公交。可那只是几天，今后可要一年都自己出行了。我又后悔起来，当初租房真不该图便宜，把家安得离她们单位那么远。

她已感到了我的担心，莞尔一笑，说："傻子，别在这里杞人忧天了，你以为就你能帮我呀，来，我带你去残疾人候车室。看看我们的待遇。"

从残疾人的绿色通道，我们第一个上了车。她帮我把包里的水杯和零食拿出来放在桌上。然后，我们就并肩坐在了铺位上。这时，大队人马才冲上车。我握着她的手，她的手湿湿的、凉凉的。我看见她几乎是在咬着牙强装着微笑。我把嘴凑到她的耳边，说："等安静点，我就送你下车，回家路上小心点，到家给我打个电话。记住，有事找丁胖他们，我都打好招呼了。隔壁的刘姨也是很热心的。别怕麻烦别人，互相帮助嘛。啊！"我看到她腮边的肌肉抽搐了几下，脸上的微笑迅速崩溃了，泪水奔涌而出，白皙的脸庞冲出两道亮晶晶的小河。

要不是在大庭广众之下，我真想搂过她，吮去那些如珠滚下的晶莹。

我知道，我不能再多说什么，也没有了话语。只是更紧地握着她的手。她自顾自地流着泪，却没有发出哭声，甚至没有抽噎，只是含混不清地说着："要小心，要打电话回来，要吃得好些，要多喝水……"这更让我心头酸楚，我努力克制着自己，让呼吸尽量均匀，并轻轻地拍着她的手背。

几分钟后。她恢复了常态，先是害羞地笑了笑，然后把手从我的手里抽出来。从包里拿出一个小盒，塞到我的口袋里，说："等开车了，你打开，戴上。"我问："这是什么？"她笑着说："我买给你的生日礼物，生日还早，可我只能现在送给你了。是个护身符。等我走了你再看吧。"我点了点头。

"列车还有十分钟就要启动了，请送亲友的同志抓紧时间。"列车员的声音从广播里传来。我拉起她，说："走吧，我送你下去。"我看到她的嘴扁了扁，又要落泪。我不敢再说什么体贴的话了，拉起她就走。

走下车时，她已经恢复了笑容。我把她拉到了黄色的盲道上。她轻轻用脚探了探地面笑了，然后问："你是不是在十五号铺？"我说："对呀。"她说："那好，我们从这里出发，你上车，回铺位，坐到窗前的椅子上，我也从这里走，走到你的窗前，看着你，你说好不好？我要是走得不准，你就用力敲敲窗，我就知道我走得不对了。"她面带顽皮，好像我们不是来分别的，而是在做一个十分有趣的游戏。我轻轻地搂了搂她的肩，然后飞快地上车，奔回到铺前的椅子上。我看到，她小心翼翼地沿着盲道走来，并没有掏出她的盲杖。走到离我还有一个车窗远的地方，她停下了，有点犹豫，但还是转过了身，面对着车窗。

她还是没走对，差了一个窗位。我没有敲窗，却偷窥般看着她的侧影。她静静地站着，双手轻放在身前的包上，站得很直。周围，急匆匆的人们在她身前身后跑来走去。交织成了一道河流。而她一动不动地站着，没有刻意地张望和期盼。就像一株小树，亭亭玉立。她脸上没有了刚才那强装的微笑，只是静静地，平和地低垂着双眼面对着火车。看着她俏丽的脸庞，我不禁轻轻地叫了她一声，伸手向她挥了挥。我知道，厚重的车窗玻璃是不会把任何声音传出去的，可她竟转头向我这边望了一眼，但只是一眼，很快，她又低下了眼帘，仍面对着那窗，站着，一脸的平和，像是在参加什么仪式。

"咣！"列车开动了。缓缓地，我从她身前掠过。

我躺在铺位上，拿出她给我的生日礼物，打开。红绳下，一个精致的八卦玉坠让我眼前一亮。这是一个金镶玉的护身符。八卦图中间是由绿色和白色的玉拼成的太极图案。我笑了。盲人似乎先天就有通玄的天赋。我妻就是中华文化的热衷者。谈不上精通，可她绝对能把八卦、五行什么的说得头头是道，甚至还会掐着手指算什么子午流注，让你瞠目结舌。也不知她从哪儿淘弄来这么一个玩意儿，真挺漂亮。只是，让我这么一个 E 时代的精英脖子上戴这么一个，有点不伦不类吧。

我正细细地把玩着，电话响了。"喂，我到家了，快吧？"

我看了一下表，才五十分钟，她这么快就到家了。

"是站台的工作人员送我出站的，然后一个警察叔叔把我送上了公交车，没有堵车，连红灯都没遇上几个，这不，到家了。"听起来她很自豪。

"你真行，警察叔叔没有烦你呀？"我说。

"才不会呢，能送我这么一个美女上车，他可乐呢。你干什么呢？"她问。

"你说呢？想你呗，顺便看看你送我的生日礼物。嘿，你哪弄来的这个玩意儿，挺贵吧？"

"嘿嘿，才二百元，原价五百多呢。嘿嘿，我可舍不得，只好给你买了个次品。打了四折的。"她调皮地说。

"到底是结了婚，把我彻底弄到手了，给我买礼物也算计起小账了。"我故作不满，忙不迭地摆弄这个小坠子。能打四折，一定是有大毛病的。果然，我看到了，背面有三个小点儿突了出来，摸上去还有点儿刺手。一定是没打磨好或是气泡什么的。

"你看到了吗？在背面，有三个点儿。"

"我看到了，"我说，"不过，也不碍事，这几个点儿能省二百多块，值。"

电话那边没说话，我"喂"了一声："行了，说话呀，你不必这么内疚，你要真花五百块，我还真心疼呢。"

她又沉默了一会儿，幽幽地说："是我故意要买这个的，他要是要价五百我也会买的。你还记得我教你的第一个盲字吗？"

我恍然大悟。那三个点儿一个在左边中间，另外两个在右边，一上一下。正好组成了盲文中的"爱"。

"爱！"我脱口而出。

"倒过来呢？"她积极地启发着我。

对了，倒过来，左边上下两点，右边中间一点，是"我"。

"爱，我！"我说，然后很快学会了举一反三，又读道"我，爱。"

"对，就是我爱，爱我。"她在电话那头像是自言自语。

"这是一个残次品，可鬼使神差地刻上了爱的符号。于是我决定把它买下来，送给你。喜欢吗？"

"喜欢！"我这下真有点把持不住了，喉头一阵发堵。

挂上了电话，我把它戴上，贴着肉放在了胸前。脑海里浮现出刚才列车缓缓而动时的那一幕。我看到她就那么执拗地站着，在宽阔的站台上和硕大的天桥下，显得那么的瘦弱和娇小。可她即使在车启动后也没有转头，没有挥手，就那么安静而倔强地站着，从左到右，在我的视线中远去，好美，好美。

编辑访谈录

浏览阅读完这部书稿，我的第一感受就是，作者的文笔如此优美，对中医理论的认识和领会如此深透。同时，从"作者手记"中我也了解到，他竟然是一位"盲人"，是一位后天失明的盲人。在人生最美好的年华，他经历了从不盲到半盲再到全盲的过程，平日清晰的世界一点点变模糊。这其中，他经历了怎样的痛苦？又是怎样从失落和绝望"修炼"到今天如此豁达的境界？

带着这些疑问，怀着对这位特殊作者的敬意，在一个寒冬的午后，我们如约来到北京按摩医院。于是，就有了以下这篇编辑（以下称小编）与作者（以下称海龙）的对话。

关于工作和写作

小编：您平时都是在哪里写作的？是怎么使用电脑和手机的？遇到像古汉语里面的生僻字怎么办？

海龙：一般都在家里写东西，电脑都在家里，我们使用的盲人电脑都是可以通过语音读出来的，打字时电脑会自动读出这个字并组词来帮助确定同音字里面具体是哪一个，举个例子说吧，我写出了"我们"的"我"字，电脑就会读："我，我们的我"。用这种电脑一开始会比较慢，因为盲人大多只能使用拼音输入，同音字太多，几乎每次输入都要选字，有些麻烦。不过，与其他先天盲的盲人相比，我有个优势，就是我没有失明之前学过汉字，于是我改用五笔字型输入法，这样重码率就低多了。只是，五笔学起来比拼音难多了，我"苦练"了几个月才熟练。我现在打字速度还可以，而且还有一个好处，用五笔可以强迫自己使用汉字，不然现在不能看书写字，我怕会把汉字忘记了。的确，中医有很多生僻字，很多输入法都打不出来或特别难找。于是我就想了个办法，只要找到了，我就把它们单独存放在一个记事本里，用的时候就复制粘贴过来。所有文章从无到有都是这么一点一点积累出来的。

我们用的手机和普通手机是一样的，只要安装上一个盲人专用软件就可以语音读出来了，这个软件最早使用于诺基亚具有塞班（Symbian）系统的手机，例如接到短信，手机会自动读出谁发来的短信，以及短信的内容。

小编：您失明以后是怎样学习的？

海龙：我是在长春大学上的学。平时学习都是用盲文书。此外还用助视器、放大镜等帮助看文字，现在这些对我来说都没用了（因为视力下降得比较严重）。当时还通过听录音来背诵中医经典古籍，反复听反复学。后来就有电脑了。对于我们来说，当时内、外、妇、儿这些课程学得相对少一些，主要学习还是放在推拿按摩课程上，咱们都知道，我们按摩专业平时需要练功，还要学习按摩心法，练完功以后就开始背诵经络。考试的时候可以用盲文作答，也可以口答。

小编：平时您给学生讲课吗？主要的病人来源是什么途径？

海龙：会给学生讲课，主要讲按摩手法和内科病的治疗。病人的来源主要是依靠口口相传，我最近失眠的病人非常多，可能就是因为前一阵儿把一个失眠好多年的病人治好了，她就告诉周围失眠的朋友，然后别人也来这里治疗。基本上就是通过这样的方式积累的患者数量。其实我治疗失眠主要思路就是解除中医上"阳不入阴"的病机，调和阴阳。

小编：接诊病人的时候盲人医生脉诊是不是特别厉害？

海龙：的确，在最开始上学和实习的时候，我们对脉诊非常感兴趣，但是到了按摩临床上我们用得更多的是查筋摸骨。中医讲四诊合参，脉诊只是一个方面。有少数盲人医生在脉诊上有很深的造诣，但据我了解，盲人在这方面也没有什么特殊的能力。

小编：您是从什么时候开始写作的？

海龙：写这些东西一开始是因为我跟王友仁老师通过师带徒方式学习，就想把他的经验，还有我的一些想法和心得记录下来，后来慢慢地积累多了，就有感觉了，就非常喜欢写了。我觉得现在的科研方法不太适合中医研究，很多中医的医案都是个案，并不是让我们按着他们的方子来治病，而是告诉我们一些辨证的方法、治病的思路，就像我们按摩治疗颈椎病，并不是所有人治疗颈椎病都是第一步怎么做，第二步怎么做，应该是病人来了我们经过问诊、查体之后辨证分析，确定治疗思路并在此基础上进行针对性的治疗。此外，在内、外、妇、儿各科疾病的治疗中，按摩的效果也是很明显的，比如脂肪肝、月经不调、便秘等疾病治疗效果都很好。另外，我还觉得，盲人从事按摩是有一定优势的。因为少了视觉的"干扰"，可能我们对自己指下的感觉更用心，也就显得灵敏。在按摩形成之初，没有现代诊查手段，按摩基本靠"摸"，用句时髦话说，我们更"原生态"一些。可能我们其他方面的感知力更丰富，有时候 X 片看不出来的疾病我们的手指可能就可以触诊出来，所以也想把我的这些感悟、思路记录下来，就慢慢地开始写作了，后来越写越有兴趣。

小编：从二十几岁风华正茂的时候开始，视力逐渐由不盲到半盲再到几乎全盲，前期肯定心理上也经历了很多的痛苦、挣扎，但是我们现在看到您状态非常好，淡然从容，谈吐诙谐幽默，您是怎么走出来的？

海龙：心态的改变和咱们学中医关系非常的密切，就像当我们读到《内经》中"恬淡虚无，真气从之……"等的时候，不自觉地就会受到启发和感染。的确，从看得见到看不见的过程非常痛苦，有时候会接受不了，于是我把自己的生活安排的满一些，比如多读书，还包括我写这些文章还有一些小短文，每天给自己一些任务，就充实了。开始没有太多的想法，慢慢地就有了乐趣，在查资料、看书的时候自己心里就慢慢地平和了一些。做按摩这一行平时需要练功，我现在也在学练太极拳，因为看不到，所以必须要老师手把手地教我。找到一个肯教我的老师可不容易了，练拳时我也不知道自己打得好不好，但自我感觉可良好了。我觉得太极和中医是一家的，都会从身体到心境给人带来健康。从大方面讲，我调整心态还通过思考人生、思考自己的经历，让自己更开朗一些。在这期间我有时候也会心里很烦躁、憋闷，容易发火，特别是近期视力下降得比较快，但是要时刻提醒自己，也许大家都会有一些这方面好那方面差的经历。自己要想开，自己学会安慰自己。把自己能做的事情做好就可以了。我也不太知道怎么说这些事儿，说得不太好。

小编：我看到您的文章里提到平时会去参加滑冰、登山、郊游等一些活动，是我们想象不到的。

海龙：对，我平时喜欢参加这些活动，我还玩儿过射击呢！男孩子嘛，我从小也是非常喜欢军事啊、枪械啊这些，遇到朋友也会聊一聊这方面。第一次射击是一个在射击场工作的朋友带着我去的靶场，感觉挺好的，当时还写了一篇小短文呢。（小编：射击的时候需要凭感觉，平心静气地去做啊。）说来是挺有意思的，开始也是非常地紧张，胡乱打了几枪后，自己开始想办法，心中默念按摩心法，慢慢地就平静下来了，当时真的感觉到滑过来的靶就在我前面，竟然打中了好几枪，心里特别高兴、激动。其实就是生活充实了，有一些自己的爱好，在心理上也会好很多。我还做志愿者来帮助别人，从2003年到现在，在《盲童文学》做编辑工作，主要是帮助那些失明的小孩子，跟他们交朋友、聊天，我们是通过最原始的方法——写信交流。有些小朋友，从他们小时候一直到读中学、大学，再到以后工作了都一直在联系，看到他们生活得开心我也特高兴。

小编：以往学财会专业的经历有没有对现在的工作有所帮助，之间的联系多不多？

海龙：目前我还没有发现有什么联系，顶多有时候会作为聊天时候吹嘘的资本，说我可是会计师呢，原来学过微积分，学过线性代数。其实现在连符号应该怎么读都不会了。（小编：毕竟当初曾经学过啊。）是啊，那时打下了比较好的文化基础，以及后来的工作经历都给我学中医有很大帮助，虽然用不上微积分，但那也是一个无形的起点。我1990年上的专科，那时候专科还是两年制，专科学历算是很高的了。1992年就参加工作一直到1998年，参加工作之后会计开始电算化，打出来的字都是带颜色的，我在单位的财务部门学历最高，但是视力不行。从上学到开始工作我不愿意让人家知道我视力不好，因为知道了之后人家就不要我了。但是读书是读书，实际工作可是复杂得多。最后实在是干不了，没办法，单位照顾我，就让我到单位下属开发区的"三产","三产"的账目比较简单，只有收支，后来随着视力进一步下降，也干不了了，单位就安排我当车间办事员，负责发劳保用品。我觉得特没意思，毕竟年纪轻轻就总让人照顾，心里特别不舒服，也不知道自己应该干什么，总觉得有劲儿没地方用，后来就周末跑到当地一个按摩医院学按摩，正好那个盲人老师是长春大学毕业的，他建议我也去考，我就去了，当时考试用盲文，我那时候的盲文还不是很好，不会写计算过程，就直接写结果。成绩出来之后没想到自己会得那么高的分数，真的被录取了。录取之后我心里就很犹豫是上学还是继续在原单位工作，毕竟当时的工作也是"铁饭碗"，石化企业效益很不错。但最终还是辞职了，决定去上学，同事、同学都特别不理解。

小编：后来怎么想到来北京工作的？平时都是怎么上下班的？

海龙：其实按摩专业是挺好找工作的，上学期间学费很高，我就在长春的洗浴中心打工，也做得小有名气。可我觉得干这个作为勤工俭学挣点零花钱还行，以后一直做这一行可不行。我的目标是当医生或者当老师。后来到北京按摩医院实习，觉得这里挺好的，就努力争取在这里留下了。一开始工作的时候条件比较差，住过小旅馆、地下室，还在卢沟桥那边租过房子。现在好了，我住在南三环外，单位有班车，后来又通了地铁，挺方便的。

小编： 我们听说在北京交通最拥挤的高峰期乘坐地铁的时候，有的盲人挤地铁还能特别灵活，比我们不盲的人都厉害，曾经见到咱们医院的一个盲人医生，踏着地铁关门前几秒钟的警示音跑上了地铁，真让人佩服。

同事们都说您相当有才。一开始大家都不知道，后来医院开展了一次征文，您发表了一篇以医院的竹子为主题的文章，写得特别好，大家才知道原来他们身边有这么一位才子。您经常发表文章，即使是专业方面的文章也不显得枯燥，有时候还挺有诗情画意的感觉，体裁涉猎也很广泛。经常被同事拿来给学生们学习，非常吸引人。

海龙： 我觉得盲人按摩可以做得更好，医院里做得比较不错，但是外面的有些单位就比较安于现状，像应付事儿一样随意地揉几下就算完成。有些学生会觉得这个工作待遇比较低，而且像是伺候人，所以不喜欢做。其实按摩挺适合我们盲人的，不但能给人治病，还能给我们带来自信和快乐，挺好的。我有一些感触和经验就写出来跟大家分享，也希望能改变一下人们对盲人按摩的看法。对了，曾经有一篇小说发表在《北京文学》，他们知道我是盲人后，还给我颁发了一个"北京文学奖"呢。

小编： 即使咱不是盲人，也能得这个奖。

海龙： 那是！

小编： 是不是您爱人在写作方面也给予了您很大的支持？

平时生活中需要别人帮助吗？

海龙：对我挺支持的。我和她相识在大学校园，通过校际联谊认识的。她温柔、细腻、朴素。也在出版社工作，负责盲文校对，也是盲人。她是我所有作品的第一读者，经常与我热烈讨论。刚开始我们结婚的时候房子还是很便宜的，现在都太贵了。岳父岳母和我们一起住，照顾我们，就像是我们的保姆，没有他们的付出和支持，我和我的爱人工作、生活都会艰难很多，非常感谢他们。我们盲人在生活中需要别人的帮助太多了，单位里、地铁里、超市里，可以说我们无时无刻不接受着帮助。就像刚才，你很自然地扶我坐下，省去了我摸找椅子的麻烦。这让我想起了北大王风教授在给《盲童文学》的寄语中写的，互相帮助是"人类的相依为命"。我领受了那么多，也希望能用自己的手、自己的文字尽上一份力。

结束语：

因为有一双双温暖的援手和自己热爱的工作，海龙才有了自信的心态和充实的生活。是中医理论帮助他平静了心绪，是不懈的努力和追求成就了他精彩的人生。

因为热爱，因为坚强，因为有勇气、有信心，海龙一定会在自己的按摩事业上越做越好，而在他的文字和精神鼓舞下，人们对生活和未来也充满了希望。

图书在版编目（CIP）数据

心悟中医按摩：一位盲人医师的临床笔记 / 王海龙著.
-- 2 版. --北京：华夏出版社有限公司，2023.6
ISBN 978-7-5222-0436-9

Ⅰ.①心…　Ⅱ.王…　Ⅲ.①按摩疗法（中医）－文集
Ⅳ.①R244.1-53

中国版本图书馆 CIP 数据核字（2022）第 230284 号

心悟中医按摩：一位盲人医师的临床笔记

著　　者	王海龙
责任编辑	梁学超　辛 悦
责任印制	顾瑞清
出版发行	华夏出版社有限公司
经　　销	新华书店
印　　装	河北宝昌佳彩印刷有限公司
版　　次	2023 年 6 月北京第 2 版
	2023 年 6 月北京第 1 次印刷
开　　本	880×1230　1/32 开
印　　张	9.25
字　　数	169 千字
定　　价	59.80 元

华夏出版社有限公司　　地址：北京市东直门外香河园北里 4 号
邮编：100028 网址：www.hxph.com.cn
电话：（010）64663331（转）
若发现本版图书有印装质量问题，请与我社营销中心联系调换。